Dr. Kari Köster-Lösche

Das Immunsystem natürlich stärken

Anleitung zur Steigerung der Leistungsfähigkeit und Abwehrkräfte
Gesund ernähren, Streß herabsetzen, gut schlafen

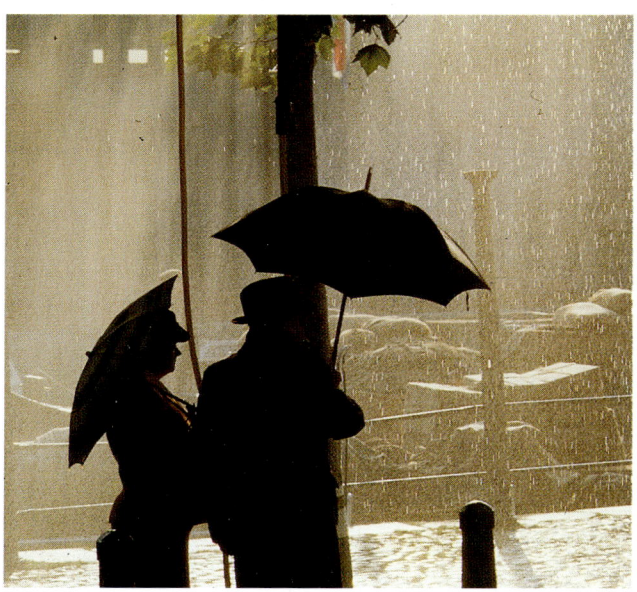

Südwest

Inhalt

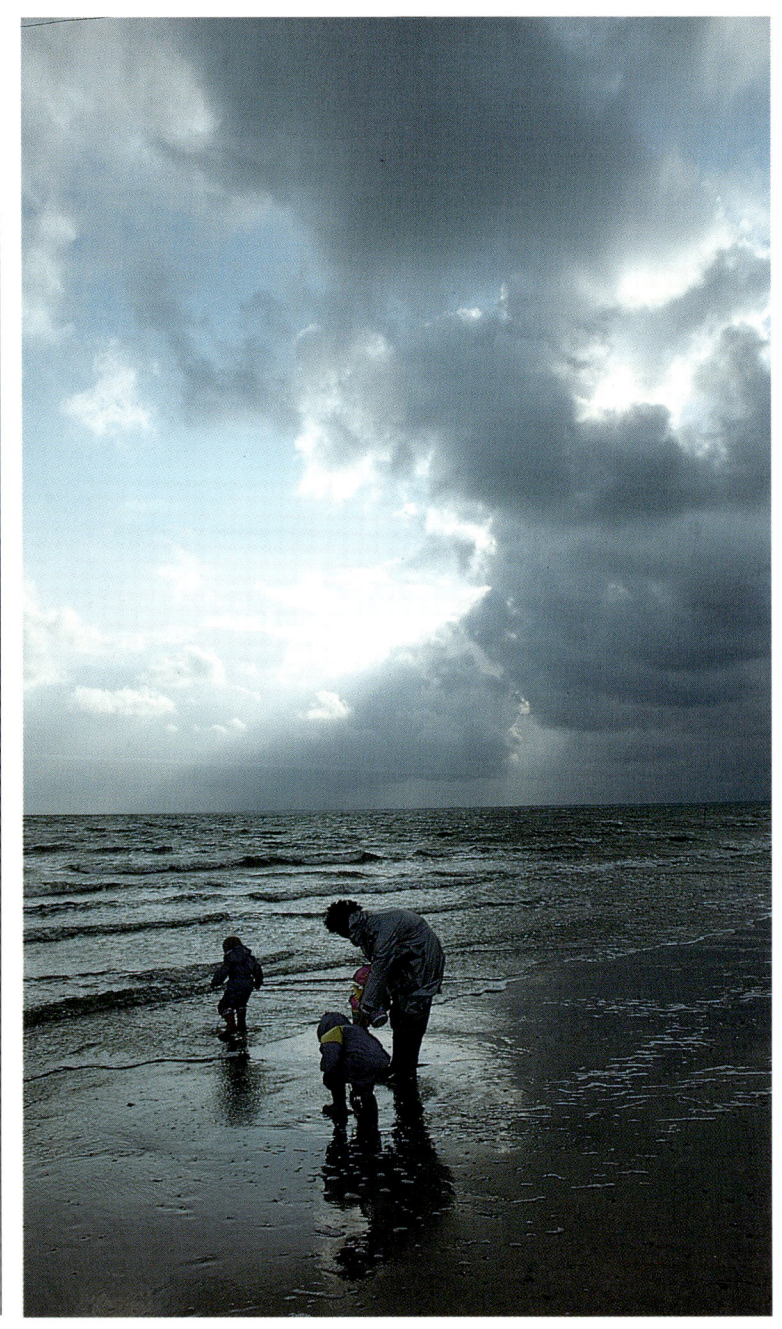

*Das Immunsystem schützt uns
vor den Belastungen,
denen der Körper von außen
und innen ausgesetzt ist.*

Vorwort

Die Umwelt konfrontiert unseren Körper mit einer Vielfalt von Gefahren. Bakterien, Viren, Einzeller, Würmer und Pilze bedrohen uns von außen; fehlproduzierte oder abgestorbene Zellen von innen.

Alle diese fremden, krankhaften und überalterten Organismen oder Zellen müssen aus dem Körper entfernt werden. Dafür sorgt das Immunsystem.

Daß es besonders wichtig ist, erkennen wir daran, daß wir erkranken, wenn das Immunsystem aus irgendeinem Grunde nicht richtig arbeitet. Das Immunsystem schützt uns rund um die Uhr – vorausgesetzt, wir greifen ihm etwas unter die Arme, wenn es unter Belastung steht.

Unser Immunsystem: Schutz vor Krankheit rund um die Uhr.

Seit einiger Zeit weiß man, daß unser Wille großen Einfluß auf das Immunsystem haben kann, im positiven wie im negativen Sinn. Wir haben es also – im Rahmen bestimmter Grenzen – selber in der Hand, mit unseren Abwehrkräften schonend umzugehen. Jeder kann lernen, mit ihnen hauszuhalten. Wichtig ist allerdings, wie.

Es gibt viele Methoden, mit denen wir die Schlagkraft unseres Immunsystems steigern können: gesund leben, ausgewogen ernähren, Streß vermeiden, fröhlich sein, Sport treiben und abhärten. Und wenn es schlimm kommt – etwa zur Grippezeit in Herbst und Winter –, gibt es sogar immunstimulierende Medikamente.

Es gibt eine ganze Reihe von Möglichkeiten, wie wir unserem Immunsystem bei seiner Arbeit helfen können.

Ein aussagekräftiges Kontrollsystem für die Wirksamkeit unserer Strategien besitzen wir leider nicht. Die Krankheiten, denen wir entgehen, bleiben uns verborgen. Nehmen Sie deshalb einfach die banalen Erkältungskrankheiten als Meßlatte. Sie werden feststellen, daß Sie sie merklich reduzieren können. Und daß Sie sich rundum wohler fühlen, selbst wenn Sie nur einige der hier vorgeschlagenen Strategien befolgen.

Das Immunsystem

Das Immunsystem – Verteidigungsnetzwerk unseres Körpers

Alle Lebewesen sind durch ein Immunsystem vor Krankheitserregern geschützt.

Alle Lebewesen besitzen Mechanismen zum Schutz ihrer Gesundheit, ob Fliege, Frosch oder Mensch. Die dabei angewandten Strategien sind um so ausgeklügelter, je höher die Tierart entwickelt ist. Der Mensch entwickelte im Laufe seiner Entstehungsgeschichte ein ungeheuer kompliziertes, fein abgestimmtes Verteidigungssystem gegen verschiedenste Krankheitserreger. Immunbiologen auf der ganzen Welt spüren diesem Wunder der Natur nach.

Das Immunsystem ist zwar ein Organ für sich – wenn es auch auf viele Orte des Körpers aufgeteilt ist –, aber immer mehr schält sich die Erkenntnis heraus, daß es keineswegs unabhängig arbeitet. Vielmehr ist es nach heutigem Kenntnisstand eingebunden in ein Netzwerk, in dem nicht nur die Zellen des Immunsystems, Nerven, Hormone und das Gehirn mitreden, sondern genauso unser Gefühl und unser Wille.

Wir können unserem Körper helfen

Das Immunsystem besteht aus einem komplizierten Verbund verschiedenster Organe, in dem ständig eine lebhafte Kommunikation zwischen den einzelnen Partnern stattfindet. Wir können lernen, uns in dieses Gespräch aktiv einzuschalten und so unserer Immunabwehr zu helfen, mit ihren Aufgaben fertig zu werden.

Die Bausteine

Organe der Immunabwehr

Das Immunsystem besteht nicht einfach aus einigen speziali-
sierten Zellen, wie man lange Jahre vermutete. Im Gegenteil,
es setzt sich aus vielen Einzelzellen und Organen zu einem
Gesamtorganismus zusammen. Jeder der beteiligten Partner
übernimmt verschiedene Aufgaben, die alle lebenswichtig
sind; arbeitet nur einer von ihnen fehlerhaft, drückt sich dies
schon in einer bestimmten Krankheit aus.

**Unser Immunsystem ist
ein komplexer Verbund,
zu dessen Funktionieren
die unterschiedlichsten
Organe beisteuern.**

Die wichtigsten Organe des Immunsystems

An diesen Orten wird unser Immunsystem kampfbereit gemacht und kommt seiner lebensrettenden Aufgabe nach:

- in den Zellen des Blutes
- im Knochenmark
- in der Thymusdrüse
- im Lymphsystem mit den Lymphknoten sowie in den im
  ganzen Körper verstreuten Lymphgewebeabschnitten.

Der Thymus ist die Schule der Lymphozyten. Beim Kind,
das seine Immunabwehr erst aufbauen muß, ist er ein außer-
ordentlich wichtiges Organ, während er beim Erwachsenen

TRÄGER DES IMMUNSYSTEMS	weiße Blutzellen (Lymphozyten) in Blut, Dünndarmschleimhaut, Unterhaut
PRODUKTIONSORT	in Knochenmark und Thymusdrüse
ANTIKÖRPERHERSTELLUNG	im Lymphgewebe des Darms
VERNICHTUNG	im Lymphsystem (Lymphknoten, Lymphe)

schrumpft. Eine entscheidende Funktion im Abwehrkampf haben außerdem der Darm und die Haut, wo jeweils bestimmte Immunzellen angesiedelt sind, die dort in direktem Kontakt zur Außenwelt stehen.

Zellen der Immunabwehr

Die weißen Blutkörperchen, die Lymphozyten, übernehmen Polizeiaufgaben in der Blutbahn.

Die wichtigste und erste Aufgabe des Immunsystems: Erkennen, was fremd und was eigen ist; was in den Körper gehört und was nicht. Diese Aufgabe übernehmen bestimmte weiße Blutzellen, die **Lymphozyten.** Zehn Prozent aller Körperzellen sind Lymphozyten, bei einem erwachsenen Menschen macht deren Masse immerhin ein rundes Kilogramm aus.

Fremd und eigen zu unterscheiden ist für die Lymphozyten im Prinzip nicht schwierig: Alle Zellen müssen sich wie der Mensch mit seinem Personalausweis durch bestimmte Oberflächenstrukturen ausweisen. Zellen, die zum Körper gehören, die gesund und funktionstüchtig sind, dürfen nach der Überprüfung durch die Lymphozyten weiter ihren Aufgaben nachgehen.

Killerzellen zerstören, was den Körper bedroht

Schädliche Zellen werden markiert, zerstört und ihr Bauplan archiviert – damit der nächste Angriff flexibel zurückgeschlagen werden kann.

Alle, die ihre Anwesenheit und ihre Tätigkeit nicht zufriedenstellend erklären können, werden durch Killerzellen zerstört. Zerstört werden auch die Zellen, die bereits einen fremden Organismus geschluckt haben, z. B. eine Bakterie, denn damit ist ihre Aufgabe erfüllt.

Die Lymphozyten, die die Arbeit des Immunsystems organisieren und koordinieren, heißen **T-Lymphozyten**.

Hat nun eine Invasion von, zum Beispiel, Masernviren stattgefunden, werden zu ihrer Bekämpfung sogenannte Antikörper benötigt, auf deren Herstellung sich die **B-Lymphozyten** spezialisiert haben. Und damit die Antikörperproduktion flott ablaufen kann, wenn der Mensch fünf oder zehn Jahre später wieder von Masernviren bedroht wird, bekommen einige von ihnen den Auftrag, den Bauplan für die Antikörper zu archivieren. Entsprechend nennt man sie **Gedächtniszellen.**

Wenn die Lymphozyten ihre erkennungsdienstlichen Aufgaben durchgeführt haben und sicher sind, daß sie ein Bakterium, ein Virus oder eine Krebszelle gefunden haben, alarmieren sie mit Hilfe von Botenstoffen ihre Truppen.

Die wichtigsten unter ihnen sind die **Makrophagen,** regelrechte Mülltonnen unter den profimäßigen Zellfressern. Sie bleiben nur wenige Tage im Blut, dann legen sie sich in Leber, Darm, Milz, Haut und Lymphknoten auf die Lauer, überall wo fremde Partikel durch organische Engpässe müssen. Sobald sie auftreten, schwemmen sie chemische Substanzen wie Sauerstoffradikale, Stickstoffmetaboliten und Lysozyme aus, mit denen sie Bakterien und Viren lähmen oder töten können. **Granulozyten** nennt man diejenigen Freßzellen, die sich auf die Bakterienabwehr spezialisiert haben.

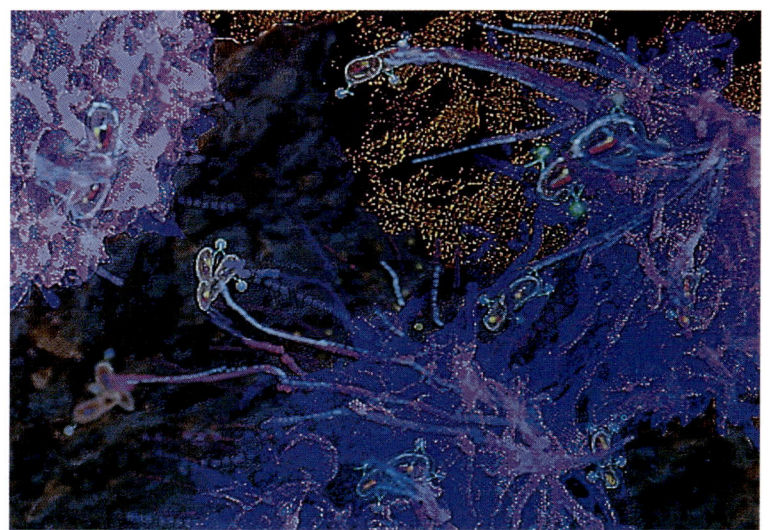

Die Freßzellen (links im Bild, mit »Fangarmen«) machen sich über Bakterien (kleine stäbchenförmige Gebilde an den Fangarmen der Freßzellen) her.

9

Die Zellen des Immunsystems und ihre Aufgaben

LYMPHOZYTEN	erkennen Fremdkörper im Organismus
T-LYMPHOZYTEN	organisieren die Abwehr durch das Immunsystem
B-LYMPHOZYTEN	produzieren Antikörper
GEDÄCHTNISZELLEN	archivieren Baupläne für Antikörper
MAKROPHAGEN UND GRANULOZYTEN	töten Bakterien und Viren

Antikörper

Die **Antikörper,** auch **Immunglobuline** genannt, sind im Blut gelöste Eiweißmoleküle, die für den Kampf gegen eindringende Viren und Bakterien genauso wichtig sind wie die Zellen.

Sie binden sich mit einem bestimmten Teil ihrer Oberfläche an den Feind, z. B. ein Virus. Wenn sie sich an ihm festgehakt haben, kann er durch die Freßzellen endgültig abgetötet werden.

**Antikörper:
Unser Schutzschild
gegen Infektionen.**

- Das Ziel von Impfungen ist es, das Immunsystem zur Bildung von Antikörpern gegen die Krankheit anzuregen, gegen die geimpft wird. Durch die Reizung mit geringen Erregermengen wird es zur Bildung von Antikörpern veranlaßt.

Man unterscheidet verschiedene Typen von Antikörpern: Immunglobulin G, A, M, D und E. Jede Art hat unterschiedliche Aufgaben, einige spielen bei unseren Strategien zur Stärkung des Immunsystems eine wichtige Rolle.

Immunglobulin G – immer da, wo's bedrohlich wird

Das wichtigste Immunglobulin ist der Typ G. Die Masse dieser Antikörper patrouilliert im Blut und gelangt von dort in das Augenkammerwasser, in die Rückenmarks- und die

Bauchraumflüssigkeit – lauter Stellen, an denen Krankheitserreger lebensbedrohend werden können.

Die Mutter gibt diese Antikörper dem ungeborenen Kind
mit. In den ersten zehn bis zwölf Wochen kann sich das
Neugeborene auf deren Schutzwirkung verlassen – solange
seine eigene Körperabwehr noch nicht ausgebildet ist. Nach
etwa einem Vierteljahr sind diese Antikörper verbraucht,
während nach und nach die ersten Immunglobuline G vom
Immunsystem des Kindes aufgebaut werden.

**Immunglobulin G schützt
so empfindliche Stellen wie
die Rückenmarks- und die
Bauchraumflüssigkeit vor
Krankheitserregern.**

Immunglobulin A – effektiver Schleimhautschutz

Immunglobuline A sind für den Schutz der Schleimhäute zuständig. Wenn die Schleimhautsekrete mit den Antikörpern
angereichert sind, sind die Immunglobuline strategisch
besonders günstig plaziert, denn die Hauptmasse der Keime
dringt über Nase, Mund und die Magen- und Darmschleim-
haut in den Körper ein.

Immunglobulin A kann nicht über die Plazenta (Mutter-
kuchen) abgegeben werden; um so wichtiger ist das Kolo-
strum, also die allererste Milch der Mutter, für das Neugeborene. Darin sind Immunglobuline A enthalten, die es
braucht, um sich gegen Bakterien und Viren zu schützen.

Das **Immunglobulin M** ist ein Riesenmolekül, größer als
die anderen, und kann weder das Kreislaufsystem verlassen
noch das Kind in der Gebärmutter erreichen. Aber es reagiert am schnellsten auf jede Infektion.

Im Normalfall beginnt das Immunsystem des Kindes erst
nach der Geburt mit der Produktion des Immunglobulins M.
Nach etwa neun Monaten hat es soviel davon wie ein
Erwachsener. Es ist weder möglich noch nötig, hier nach-
zuhelfen.

Immunglobulin D ist in unserem Zusammenhang weniger
wichtig. **Immunglobulin E** dagegen sehr: Von ihm nimmt
man an, daß es ursprünglich für die Abwehr von Würmern

TIP:
*Der Säugling ist im Alter
von 3 bis 6 Monaten
besonders empfänglich für
Infektionen. Schützen Sie
ihn in dieser Zeit besonders
vor vermeidbaren Gefahren
in der Außenwelt.
Jetzt ist auch
der richtige Zeitpunkt
für erste Impfungen.*

In den ersten Lebensmonaten ist das Immunsystem des Kindes noch nicht voll entwickelt. Viele Antikörper muß es deshalb über die Muttermilch bekommen.

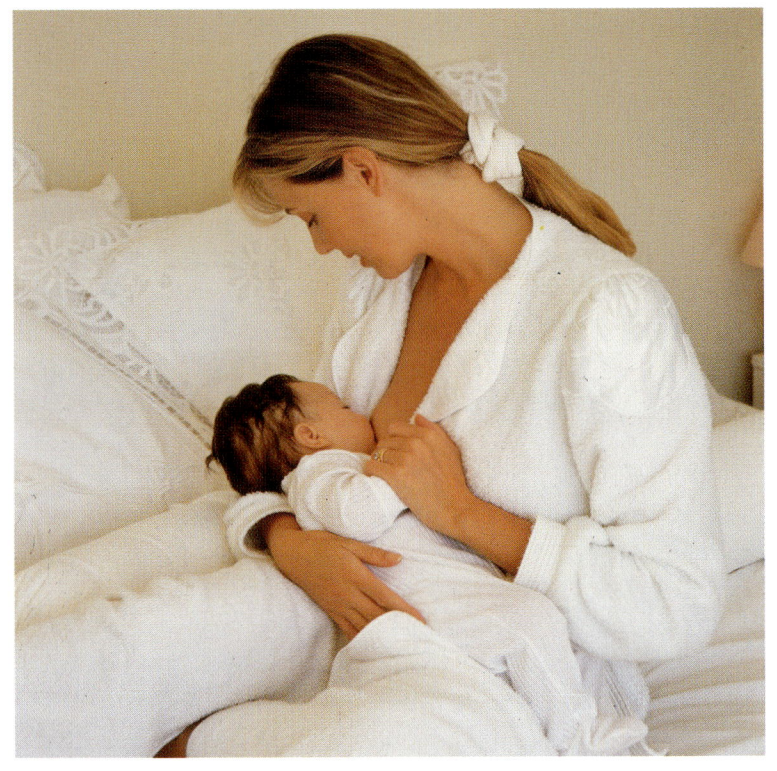

zuständig war. Würmer als Parasiten im Menschen gibt es jedoch in Mitteleuropa fast nicht mehr. Immunglobulin E hat sich deshalb ein anderes Betätigungsgebiet gesucht, und das ist für uns wenig angenehm, manchmal sogar lebensbedrohend: die Allergie.

Stillen oder nicht?

Der Nutzen der Schutzstoffe in der Muttermilch wiegt schwerer als die Schadstoffe, die wahrscheinlich darin enthalten sind und mit denen sich das Kind im Leben ohnehin auseinandersetzen muß.

Stillen Sie deshalb Ihr Kind von der ersten Mahlzeit an mindestens 4 Monate lang. Dann können Sie sicher sein, daß Ihr Kind mit allen Schutzstoffen versehen ist, die Sie ihm mitgeben können.

Die Kommunikation innerhalb des Netzwerkes

Trotz aller Forschungen versteht man die Wirkungsweise der Krankheitsabwehr noch nicht genau. Mittlerweile weiß man doch immerhin so viel, daß es ein hochkompliziertes Zusammenspiel zwischen Immun-, Nerven- und Hormonsystem gibt.
Schaltstellen der Regelkreise sind das Gehirn mit der Hirnanhangdrüse, die Nebennieren und die Immunzellen selbst. Zwischen allen Partnern findet eine lebhafte Kommunikation statt, wobei nicht etwa nur das Gehirn das Sagen hat: Die Signale der Außenstellen fordern häufig das Gehirn zum Handeln auf.

Hormone als Informationsträger

Die Lymphozyten schütten Hormone aus, die als »Botenstoffe« tätig sind und wie alle Hormone über den Blutkreislauf das Gehirn erreichen. So können z. B. Immunzellen im großen Zeh das Gehirn wegen einer Nagelbettentzündung alarmieren.

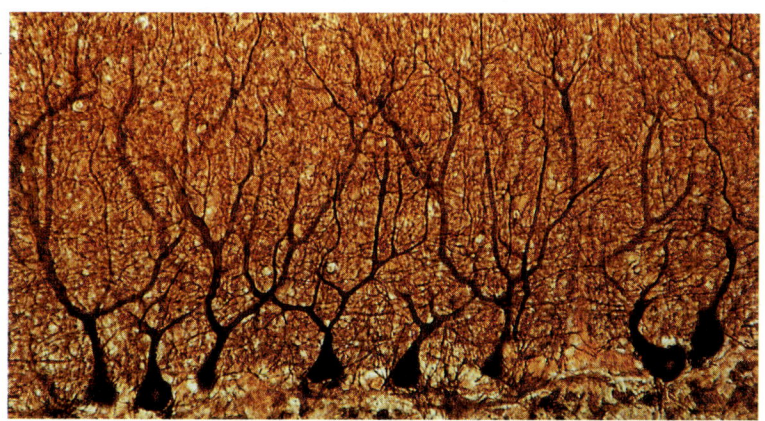

Die einzelnen Organe des Immunsystems stehen in einem regen Informationsaustausch. Über solche Nervenbahnen werden Meldungen weitergegeben und Befehle erteilt.

Die Streßkaskade – lebensrettender Alarm

Sobald das Gehirn sich von der Ernsthaftigkeit des Hilferufes aus dem Fuß überzeugt hat, schickt es seinerseits Hormone aus; wenn der Zeh darauf besteht, setzt es sogar eine ganze Kette von Reaktionen in Gang, die man die Streßkaskade nennt.

Jeder Mensch kennt Streß. Die Empfindlichkeit des einzelnen ist unterschiedlich: Einer empfindet die grüne Ampel, die ihn zwingt, über die Straße zu hetzen, schon als Streß – der andere wird erst nervös, wenn er dabei um Haaresbreite überfahren worden wäre. Aber beiden ist gemeinsam, daß die Streßkaskade anläuft.

Die Streßkaskade ist eine überaus nützliche Einrichtung, häufig sogar lebensrettend. Streß wird vom Gehirn übersetzt mit: Kampf oder Flucht! An die Nebennieren ergeht der Befehl: Kortisol ausschütten!

Streß mobilisiert alle Reserven im Körper

Bevor wir auch nur mit der Wimper gezuckt haben, laufen in unserem Körper eine Menge Reaktionen ab, um ihn für lebensrettende Extremhandlungen bereitzumachen:

> **Bei Streß erinnert sich unser Körper an die Zeiten, als wir noch wie Tiere lebten: Er macht uns bereit zu Kampf oder Flucht.**

Was passiert bei Streß?		
1 Der Herzschlag wird schneller, das bedeutet, die Pulsfrequenz steigt an, das Blut wird schneller durch den Körper gepumpt. **2** Der Blutdruck steigt an. **3** Es werden vermehrt Zucker-	moleküle in den Blutkreislauf eingespeist, um zusätzliche Energie bereit zu stellen. **4** Die Skelettmuskulatur wird mit energiegeladenem Blut versorgt. **5** Die Verdauungsorgane erhalten weniger Blut; ebenso die	Fortpflanzungsorgane. Sie sind zum Zeitpunkt des Stresses nicht so wichtig. **6** Auch die Blutversorgung des Immunsystems wird erheblich gedrosselt. Daher besteht eine erhöhte Anfälligkeit für Infektionen in streßreichen Zeiten.

Die Folge ist, daß der Körper zum Äußersten bereit ist – vor allem, was die Beinmuskulatur angeht. Die Kehrseite der Medaille ist, daß alles, was weder dem Kampf noch der Flucht dienen kann, auf Sparflamme gesetzt wird. Wie die Fortpflanzungs- und die Verdauungsorgane verfallen die Immunzellen in Schweigsamkeit: Keine Botenstoffe, kaum Bewegung in den Killerzellen und den Freßzellen – und keine Antikörperproduktion. Jetzt ist der Mensch besonders anfällig für Krankheiten.

Nach dem Streß – Normalisierung der Körperfunktionen

Im Normalfall werden die Notstandsmaßnahmen nach einer Weile wieder zurückgefahren: Der Mensch, der dem Auto entging, verbraucht sein Kortisol, Herzschlag und Blutdruck normalisieren sich, die Muskeln erhalten weniger Energie zugeteilt.

Der Regelkreis hat sich von selbst wieder auf das gewohnte Niveau heruntergeschraubt. Das Ganze ist ein sehr fein abgestimmter Prozeß, der sich selber reguliert. Doch wie alle Regelkreise ist auch die Streßkaskade störanfällig und kann entgleisen.

Genauso notwendig wie die Mobilisation des Körpers unter Streß ist Entspannung nach kurzer Zeit.

Störungen der Streßkaskade

Manchmal funktioniert die Regulierung des Regelkreises leider nicht wie sie soll: Kortisol bleibt im Übermaß im Blut und somit der Körper im ständigen Alarmzustand. Dies kann der Fall sein bei

Wenn zuviel Kortisol im Blut zirkuliert, verbleibt der Körper im Dauerstreß – mit fatalen Folgen.

- Schlafmangel
- Dauerstreß
- Depression
- Magersucht.

Dauerstreß macht
krank – der Körper
hat keine Energien
für die Abwehrkräfte
übrig.

Der ganze Organismus läuft dann auf hohen Touren, dabei aber ins Leere. Zuviel Energie wird verbraucht, ohne daß sie sinnvoll genutzt werden könnte. Vor allem macht das Immunsystem allmählich Kummer. Wenn es nur noch auf Sparschaltung läuft, sind den Bakterien, Viren und Pilzen Tür und Tor geöffnet, Tumorzellen können sich uneingeschränkt vermehren.

Medikamente und das Immunsystem

Auch Medikamente können das Immunsystem dämpfen. Sofern es sich um die Behandlung akuter Erkrankungen handelt (mit Antibiotika etwa), muß man dies wohl oder übel in Kauf nehmen.

Die Immunzellen erholen sich gewöhnlich nach dem Absetzen des Arzneimittels. Auf alle Fälle aber sollten Sie mit Ihrem Arzt darüber sprechen, ob und wie Sie während der Behandlungszeit Ihr Immunsystem anderweitig unterstützen können.

Medikamente und ihre Wirkung auf das Immunsystem – was ist zu beachten?

TIP:

Viele Medikamente wirken dämpfend auf unser Immunsystem. Informieren Sie sich deshalb genau über Nebenwirkungen, und sprechen Sie Behandlungen – vor allem länger andauernde – mit Ihrem Arzt ab!

- Lesen Sie bei Dauerbehandlung auf dem Beipackzettel nach, ob das Medikament Einfluß auf das Immunsystem hat (z. B. Kortisonpräparate).

- Besprechen Sie mit Ihrem Arzt, wie lange Sie eine Arznei nehmen müssen, und ob ein Ausweichen auf ein immunneutrales Medikament möglich ist.

- Nehmen Sie nicht über längere Zeit ohne ärztliche Anweisung Medikamente; auch sanftere Mittel könnten dem Immunsystem schaden, vor allem wenn sie in größeren Dosen eingenommen werden (z. B. Aspirin).

Dem Immunsystem sanft unter die Arme greifen

Streß abbauen lernen

Selbst wenn man sich eigentlich gesund und leistungsfähig fühlt: Plötzlich merkt man, daß Schnupfen, Halskratzen, Herpesbläschen oder gar Gürtelrose in Anmarsch sind. Der Grund könnte in einem durch Dauerstreß überlasteten Immunsystem liegen – vor allem, wenn Sie beruflich unter Hochspannung stehen und Ihr Job Sie nicht zur Ruhe kommen läßt.

Streß hat viele Ursachen

Aber auch private Belastungen wie der Tod eines nahen Angehörigen, die Trennung vom Lebenspartner, Schwangerschaft und Geburt eines Kindes können erfahrungsgemäß

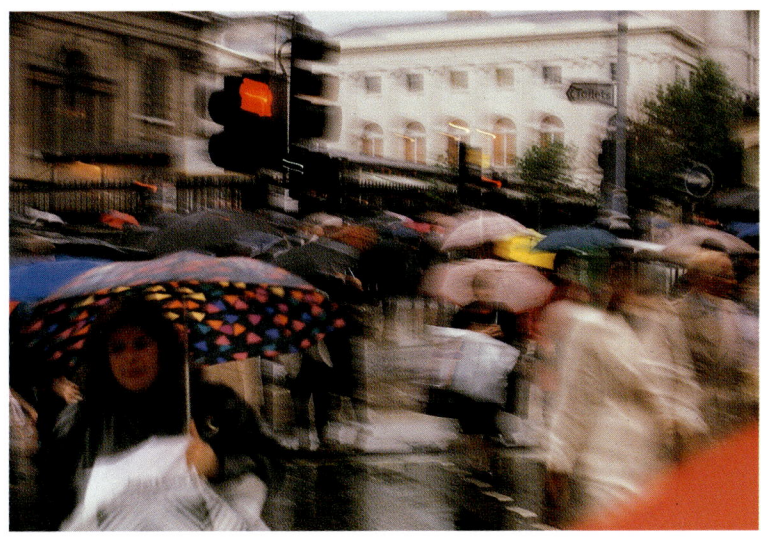

Wenn es hektisch zugeht und der Mensch gestreßt ist, kann das Immunsystem nicht ungestört arbeiten.

17

TIP:
Sie müssen lernen, mit dem Streß umzugehen, da Sie sonst unweigerlich gesundheitliche Streßfolgen in Kauf zu nehmen haben. Deshalb ist es kein Ausweg, dem Streß auszuweichen – Sie müssen sich ihm stellen!

großen Streß für Ihr Immunsystem bedeuten. Auch der Verlust des Arbeitsplatzes, ein Neuanfang im Berufsleben, Ärger mit Verwandten und hohe Schulden können das Immunsystem dämpfen.

Abhilfe gegen die schädliche Wirkung von Dauerstreß kann nur die Analyse der individuellen Streßfaktoren bringen. Gehen Sie bewußter mit Ihrem persönlichen Streß um! Sie können es, seien Sie ganz sicher. Gelassenheit ist für die Gesundheit nützlicher als hektisches Hinundherjagen, als ein Auf und Ab der Gefühle.

Autogenes Training oder eine andere Entspannungstechnik kann Ihnen helfen, wenn Sie der Meinung sind, daß Sie Ihre Streßfaktoren sonst nicht unter Kontrolle bekommen.

Gut schlafen

Der Schlaf ist kein Zustand, in den wir fallen, nur weil wir gerade nichts Besseres zu tun haben. Er hat seinen eigenen Nutzen und Wert, und Menschen denen er fehlt, werden auf Dauer krank.

Schlafforscher, Physiologen und Biochemiker können uns heute eine Menge von dem erklären, was im Schlaf abläuft, vor allem, wie wichtig er für das gesunde Leben und die Widerstandskraft gegen Infektionen ist.

Unser Immunsystem braucht erholsamen Schlaf

Eine entscheidende Aufgabe im Schlafgeschehen haben die Botenstoffe des Immunsystems, deren Aufgabe es ist, Signale und Befehle zwischen den einzelnen Zellen zu übermitteln. Einer von ihnen, das Interleukin-1, bewirkt nicht nur, daß der Mensch in den Schlaf sinkt, es sorgt als Botenstoff in Muskulatur und Gelenken auch dafür, daß bestimmte Eiweiße zusammengebaut, die Muskulatur verschiedener innerer Organe zur Arbeit angeregt und die Blutgefäße

Im Schlaf können innere Organe ungestört arbeiten, werden wichtige Eiweiße produziert und Blutgefäße erweitert. All das ist wichtig für unser Immunsystem.

erweitert werden. Alles in allem tragen diese Vorgänge zur Beruhigung, zur Erholung und zum Aufbau von Energien während des Schlafes bei – alles Voraussetzungen für eine funktionierende Körperabwehr.

- Unsere Immunkräfte brauchen den Schlaf deshalb dringend für ihre Arbeit!

Schlaf und Infektion

Wenn sich eine Infektionserkrankung durch Bakterien anbahnt, wird mehr Interleukin-1 als gewöhnlich freigesetzt. Sie kennen das: Sie werden nämlich müde.
Unter Umständen steigt auch Ihre Temperatur, denn die gleichen Zellen, die für das Schlafbedürfnis sorgen, geben auch fieberauslösende Substanzen ab.

Kein ruhiger Schlaf bei Streß

Streß behindert das Immunsystem nicht nur am Tage, sondern auch während der Nacht.

- Die einzelnen Schlafphasen werden kürzer
- Der Schlaf ist weniger tief
- Die positive Wirkung des Schlafs auf das Immunsystem bleibt aus.

Wer dazu neigt, abends zu arbeiten oder vor dem Fernseher sitzen zu bleiben und seine Müdigkeit zu überspielen, läuft daher Gefahr, in eine Spirale von streßgesteuertem Schlafmangel zu geraten. Infektionen lassen dann nicht mehr lange auf sich warten. Es gibt sogar ein Krankheitssyndrom, von dem man annimmt, daß es eine Folge dieser Schlafmangel-Streßspirale sein könnte: Das chronische Müdigkeitssyndrom (Chronic Fatigue Syndrome), das mit geminderter

TIP:
Besonders das noch unvollkommen trainierte Immunsystem der Kinder ist auf einen ausreichend langen, ungestörten Schlaf angewiesen. Sorgen Sie auch dafür, daß Ihre Kinder vor dem Zubettgehen keine aufregenden Filme ansehen.

TIP:
Legen Sie sich, sofern es nur irgend geht, mit einer Infektion, die Sie müde macht, ins Bett. Sie helfen damit Ihren Immunzellen, unter den Bakterien und Viren aufzuräumen.

19

Leistungsfähigkeit, emotionaler Verstimmtheit, verschiedenen grippalen Erscheinungen und ständiger Müdigkeit einhergeht.

● Gehen Sie schonend mit Ihren Kräften um, damit Sie nicht in eine krankmachende Schlafmangel-Streßspirale geraten!

Gesundlachen

»Lachen ist die beste Medizin« – Die alte Volksweisheit ist nach neuester Auffassung nicht ganz von der Hand zu weisen.

Der Volksmund geht davon aus, daß es möglich ist, sich gesundzulachen, zumindest, daß es gesünder ist zu lachen, als Trübsal zu blasen.

Einen wissenschaftlichen Nachweis gibt es noch nicht. Dennoch ist man heute überzeugt davon, daß die innere Einstellung des Menschen darüber mitentscheiden kann, ob er krank wird oder nicht – weniger bei akuten Infektionserkrankungen, die kommen und gehen, als bei Erkrankungen mit einer jahrelangen Phase zwischen Infektion und Ausbruch, wie bei Aids.

Das Immunsystem aufmuntern

TIP:
Halten Sie kranke Angehörige, besonders kranke Kinder, durch aufmunternde Zuwendung bei guter Laune. Verschweigen Sie vorübergehend negative Mitteilungen.

Vorstellbar wäre, daß das Immunsystem bei einer positiven Haltung des infizierten Menschen in der Lage ist, die Infektionserreger länger in Schach zu halten. Schließlich entspannt Fröhlichkeit und baut Streß ab – und das wiederum stärkt die körpereigenen Abwehrkräfte.

Während die Wissenschaftler in den Zellen und Botenstoffen noch nach den Beweisen suchen, sollte man auf jeden Fall versuchen, Kranke, insbesondere kranke Kinder, aufzumuntern. Halten Sie auch Streß jeder Art, etwa in Form belastender Mitteilungen, von den Patienten fern, wenn dies auf eine Weise möglich ist, die den Kranken nicht ihrerseits belastet.

Sport treiben

Eine gute Möglichkeit, das Immunsystem zur Arbeit anzuregen, hat man durch Sportarten, die die gesamte Muskulatur gleichmäßig beanspruchen, wie Joggen, Walking, Schwimmen, Radfahren und Rudern. Kraftsportarten wie Gewichtheben oder kurzzeitige Spitzenbelastungen wie beim Bungeespringen sind allerdings eher schädlich: Wie Hochleistungssportarten überhaupt belasten sie das Immunsystem.

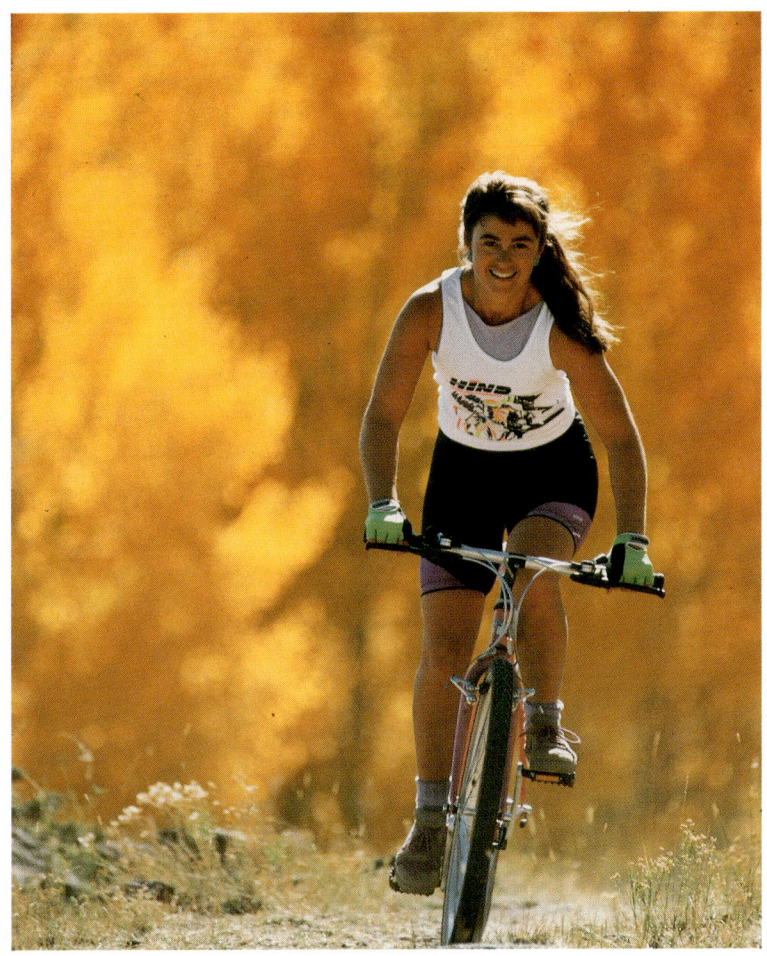

Ausdauersportarten, die den gesamten Körper gleichmäßig belasten, verschaffen auch Ihren Immunzellen mehr Sauerstoff.

Mehr Sauerstoff durch Sport

TIP:
Wenn Sie Sport treiben,
sollten Sie darauf achten, den
Körper gleichmäßig zu
belasten, Ausdauer statt
Kraft zu trainieren und
kurzzeitige Spitzenbelastun-
gen zu vermeiden.

Ziel des sanften Trainings ist, die Durchblutung zu verbessern. Je besser alle Organe durchblutet werden, desto mehr Sauerstoff erhalten sie. Die höhere Sauerstoffzufuhr im gesamten Körper erreicht auch die Immunzellen. Und auch Immunzellen können ihre Aufgaben ohne Atemnot besser erfüllen.

Auf natürliche Weise abhärten

Die Abhärtung des Körpers mit Wasser gegen Infektionen ist ein altes, bewährtes Verfahren. Seitdem nachgewiesen werden konnte, daß sich als Folge einer Kneippkur die Zahl der Immunglobuline M und der Lymphozyten erhöht, gilt sie als Bereicherung der Schulmedizin.

Als Ergebnis dieses Trainings gegen den Kältestreß finden sich mehr weiße Blutkörperchen und Immunglobuline im Blut. Die Wissenschaft weiß noch nicht genau, wie dieser Prozeß im einzelnen abläuft. Sicher ist, daß die Blutzirkulation verbessert wird. Möglicherweise besteht die Wirkung der Wasserabhärtung auch darin, daß das Immunsystem lernt, früher Alarm zu schlagen. Je eher die Immunzellen aufmerksam werden, desto lockerer können sie Eindringlinge überwältigen, die noch keine Gelegenheit hatten, sich im Körperinneren zu vermehren.

Ein uraltes Mittel zur Kräftigung des Immunsystems: Abhärtung durch kaltes Wasser.

So härten Sie sich richtig ab

- In der Regel ist kaltes Wasser auf warmer Haut, z. B. bettwarmer Haut, am geeignetsten.
- Sie dürfen Ihrer Haut höchstens 30 Sekunden Wärme entziehen.
- Nach der Anwendung muß der Körper erneut warm werden. Also zurück ins Bett oder warm einpacken.

Zur Abhärtung des gesunden Menschen, aber auch bei fieberhaften Infektionskrankheiten, kann die folgende Ganzwaschung gute Dienste leisten:

- Einen rauhen Waschlappen in kaltes Wasser tauchen und ausdrücken.
- Zügig und mit gleichmäßigem Druck im Stehen vom rechten Handrücken über die Außenseite des Arms zur Schulter, anschließend von der Handfläche über die Arminnenseite bis zur Achselhöhle, den Hals, die rechte Schulter reiben.
- An der rechten Seite über Rücken und Gesäß außen am Bein entlang bis zum Fußrücken, an der Innenseite wieder hoch bis zur Brust reiben.
- Danach in gleicher Weise die linke Körperseite mit dem Waschlappen bearbeiten, zum Schluß beide Fußsohlen. Der Kopf wird ausgelassen.

Die Kneippkur – ein System gesunder Waschungen

In einer Kneippkur lassen sich verfeinerte Techniken erlernen, z. B. Behandlungen mit kalten, warmen oder heißen Waschungen, Teil- oder Ganzgüssen, Bädern oder auch Wickel, Packungen und Kompressen.

Der Vorteil einer solchen Naturmethode besteht darin, daß sie ganz ohne Zufuhr von Medikamenten oder Zusatzstoffen irgendwelcher Art auskommt. Sie belastet daher Organe wie Leber und Niere nicht.

Solche Kneippschen Anwendungen werden in vielen Kurorten und Bädern angeboten. Die meisten der Güsse und Waschungen sind aber ohne weiteres zu Hause durchführbar. Dazu ist im Südwest Verlag der Ratgeber »Natürlich heilen mit Wasser« von Dr. Flora Peschek-Böhmer erschienen.

Kneippkuren sind problemlos zu Hause durchführbar und gänzlich ohne Nebenwirkungen.

TIP:
Wenn Sie sich die Ganzwaschung nicht zutrauen, beginnen Sie mit Arm- oder Beinwaschungen und steigern sich dann. Wenn Sie empfindlich, mager oder älter sind, sollten Sie für den Anfang erwärmtes Wasser (35 bis 39 Grad C) nehmen.

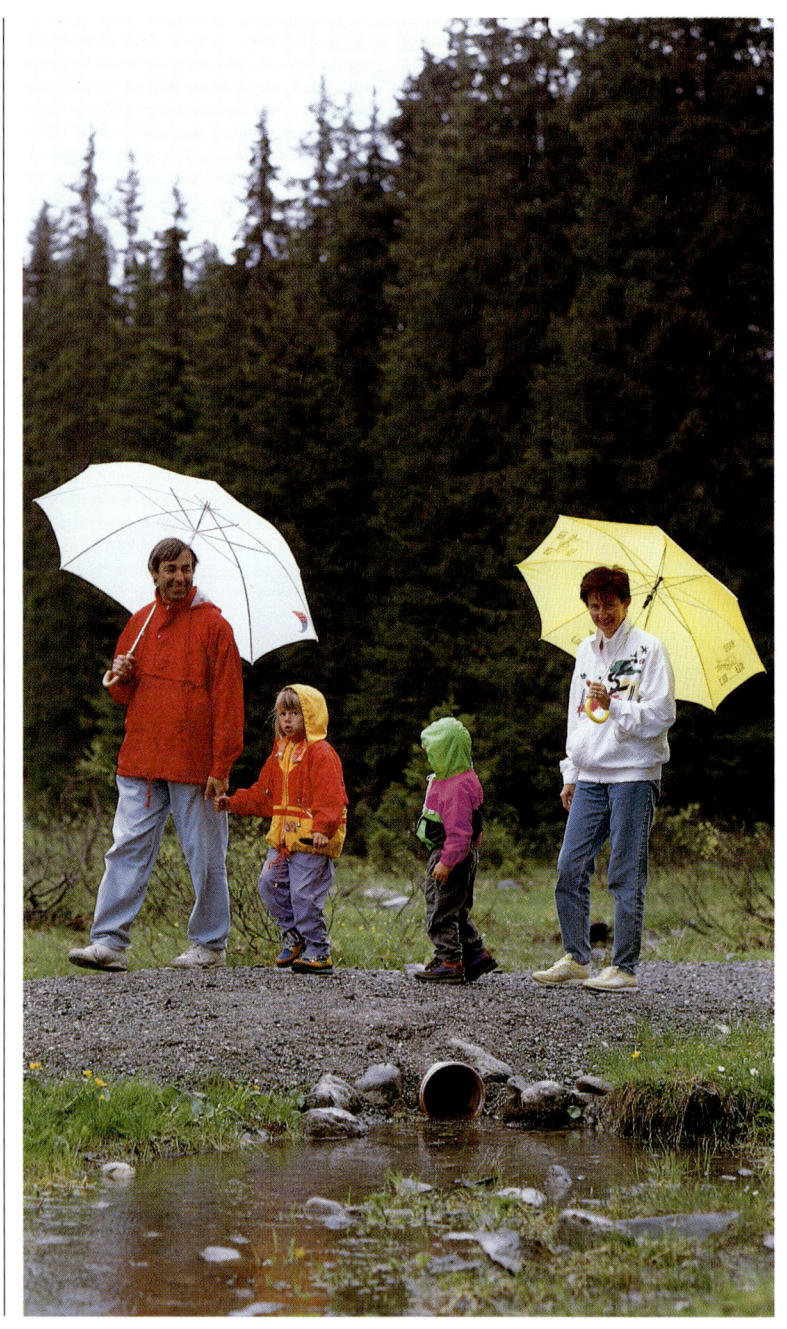

*Mit einfachen Mitteln können
Sie Ihrer Familie helfen,
ihr Immunsystem zu stärken.*

Aktiver Gesundheitsschutz für die ganze Familie

Immunstark ernähren mit Vitaminen und Spurenelementen

Es liegt auf der Hand, daß wir unser Immunsystem am besten unterstützen können, indem wir uns so ernähren, wie die Natur es für uns als Gemischtkostesser plante: also ausgewogen in den Bionährstoffen, fettarm und abwechslungsreich, mit insgesamt mehr vegetarischer als tierischer Nahrung.

Aber heute reicht unser Instinkt für richtige, immunstarke Ernährung leider nicht mehr aus. Denn wir haben mit den immundämpfenden Folgen des modernen Lebens zu rechnen.

Manche Nährstoffe sind in nicht ausreichendem Maße verfügbar, weil wir ihre Wirksamkeit durch Rauchen oder Alkoholgenuß einschränken. Andere werden wegen der Umweltverschmutzung in höherem Maße als früher benötigt. Schließlich ersetzen wir häufig gesunde Nahrung durch inhaltsleeres Fast-food-Essen. Wir müssen unseren Instinkt also durch Wissen ergänzen, um durch gesunde Ernährung einen ausreichenden Immunschutz sicherzustellen.

Umweltgifte und ungesunde Ernährungsweise schädigen das Immunsystem.

Vitamine

Eine besondere Bedeutung für unsere Ernährung haben Vitamine, die uns direkt vor Bakterien- und Virusinfektionen schützen können (etwa durch den Schutz von Haut und Schleimhaut) oder indirekt, indem sie Einfluß auf die Immunzellen nehmen.

Krebsvorsorge durch Vitamine

Vitamine dienen sogar der Krebsvorsorge und -behandlung. Sie spielen eine wichtige Rolle bei der Reparatur vorgeschädigter Zellen, das heißt, sie können sie u. U. heilen, bevor etwas Schlimmeres passiert, bevor sich vielleicht ein Tumor entwickelt.

Es gibt einige Merkmale, die in bezug auf eine mögliche Krebsanfälligkeit zu erhöhter Aufmerksamkeit mahnen. Prüfen Sie, ob:

- Sie aus beruflichen Gründen krebsfördernden Substanzen ausgesetzt sind
- Sie aus beruflichen Gründen erhöhter Strahlung (z. B. durch häufige Flugreisen oder dem Umgang mit radioaktiven Stoffen) ausgesetzt sind
- Sie starker Raucher sind
- Blutsverwandte Familienangehörige Krebs hatten oder haben.

Wenn Sie der Ansicht sind, daß einer oder mehrere dieser Punkte auf Sie zutreffen, sollten Sie mit Ihrem Arzt sprechen, ob Sie die antioxidativen Vitamine C, A und E plus Selen als Medikament einnehmen sollten. Dies wird heute für eine sinnvolle Vorbeugung gegen einige Krebsarten gehalten.

Eine ausgewogene Ernährung ist die beste Unterstützung, die wir unserem Immunsystem zukommen lassen können.

Daß Vitamine gesund sind, weiß man schon lange. Neuerdings hat man sogar Anhaltspunkte dafür, daß sie der Entstehung von Krebs vorbeugen.

Hautschutz durch Vitamin A

Für den Schutz von Haut und Schleimhaut sorgt Vitamin A. Solange die Zellen voll davon sind, finden Krankheitskeime kein Schlupfloch. Wenn jedoch Vitamin A fehlt, platzen die Wände der Lysosomen (kleine Organellen in den Zellen), die Zellen gehen zugrunde und hinterlassen Löcher in Schleimhaut und Haut. In den Resten der Zelltrümmer gedeihen Bakterien, Viren und Pilze. Oder die Zellen altern frühzeitig und werden anfällig für Krebs.

Das können Folgen von Vitamin-A-Mangel sein:

- Verdauungsstörungen
- Hustenreiz
- Anfälligkeit der Schleimhäute von Blase und Vagina
- Trockenheit der Augenbindehaut
- Häufiger Schnupfen.

Vitamin-A-Mangel kann die unterschiedlichsten Folgen für Ihre Gesundheit haben.

Vitamin A als Immunzellenhelfer

Vitamin A und seine pflanzlichen Vorstufen, die Karotene, sind auch für die Verständigung der Immunzellen untereinander notwendig. Ohne solche Vitamine erlahmen die Immunzellen und bleiben im Müll halbtoter Bakterien und Viren liegen, statt ihn abzuräumen.
Die Immunzellen mit Vitamin A fit zu machen, ist besonders dann wichtig, wenn das Immunsystem vorübergehend oder dauerhaft geschwächt ist (z. B. bei der Einnahme von bestimmten Medikamenten, bei jüngeren Kindern, bei Krankheiten wie Aids usw.).

- Früher war Leber als hochwertiger Vitamin-A-Lieferant beliebt. Heute sollten Sie dieses Fleisch wegen der chemischen Rückstände vom Speisezettel streichen!

TIP:
Karotene, d. h. Vitamin A und seine Vorstufen, sind besonders reich in Butter, Käse, Löwenzahn, Sauerampfer, Karotten, Aprikosen, Spinat und Feldsalat enthalten, also überhaupt in grünen und gelben Gemüsen.

Der Bundesbürger nimmt im Durchschnitt höchstens 1,5 Milligramm Karotene pro Tag zu sich, unter heutigen Lebensgewohnheiten viel zu wenig. 15 – 25 Milligramm Beta-Karotin täglich wären optimal zur Vorsorge gegen Infektionen, Herz-Kreislauferkrankungen und zur Krebsvorsorge. Kinder benötigen pro Tag etwa die halbe Erwachsenendosis.

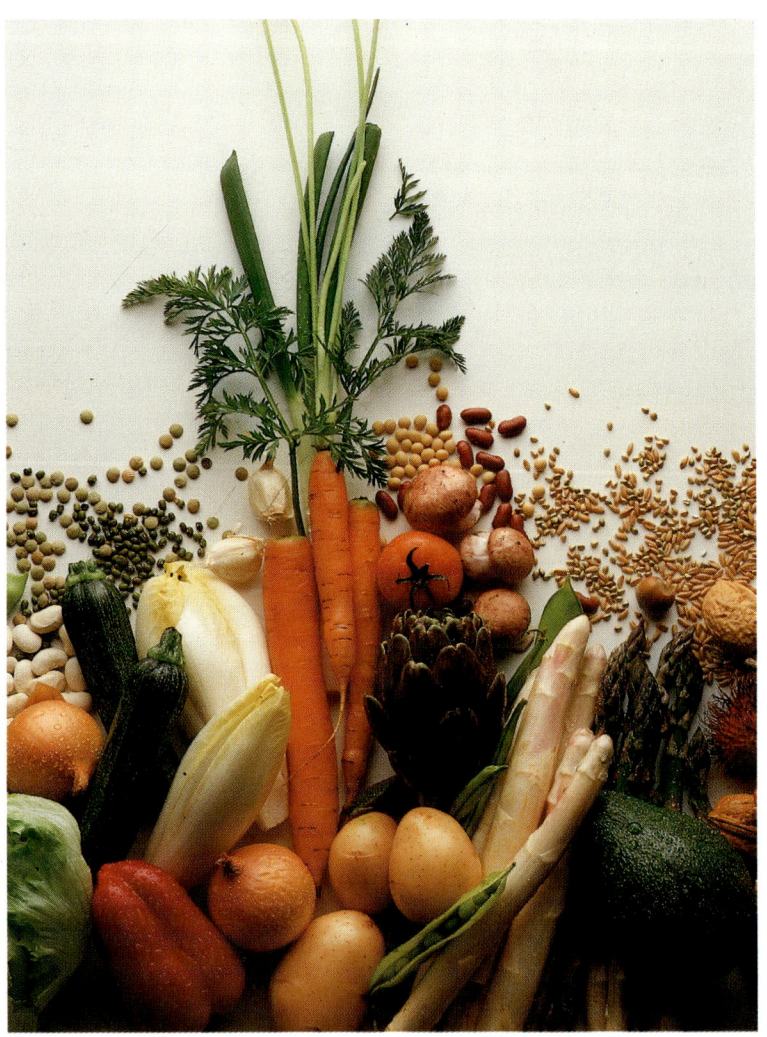

Mit Obst und Gemüse versorgen Sie Ihren Körper mit Vitaminen unterschiedlichster Art – und das ganz ohne Nebenwirkungen.

Um 15 mg Beta-Karotin aufzunehmen, müßte man täglich z. B. essen		
Sauerampfer 116 g	Karotten 215 g	Spinat 250 g
Feldsalat 400 g	Broccoli 600 g	Tomaten 3000 g

Vitamin-A-Zufuhr durch Gemüse

Unter Umständen kann es geschehen, daß Ihrem Stoffwechsel das verzehrte Vitamin nicht zur Verfügung steht, obwohl Sie vitaminreiche Speisen zusammengestellt haben. Das kann sein bei sehr fettarmer Kost, bei Leberschäden und Gallensäuremangel. Auch Östrogenpräparate (Pille) und Alkohol schränken die Wirksamkeit von Vitamin A ein. In diesem Fall müssen Sie einfach öfter auf Gemüse zurückgreifen, was kein Problem ist, denn Überdosierungen von Beta-Karotinen durch Nahrungsmittel gibt es nicht. Das kann nur durch Langzeiteinnahme von Vitamin A in Tablettenform passieren.

- Schützen Sie sich und Ihre Familie mit grünem und gelbem Gemüse mit hohem Vitamin-A-Gehalt gegen Bakterien- und Virusinfektionen. In der Herbst- und Winterzeit profitieren besonders kleine Kinder davon! Gleichzeitig beugen Sie damit langfristig gegen Krebs von Haut und Schleimhaut vor.

TIP:
Achten Sie bei Kindern besonders während einer Masern- oder Windpockenerkrankung auf ausreichende Vitamin-A-Zufuhr!
Bei ihnen kann es leicht zu einem Defizit kommen.

Vitamin E als Radikalfänger

Ein anderes Vitamin, das wir dringend als Schutzfaktor benötigen, ist Vitamin E. Wie Vitamin A ist es ein Antioxidans, ein Fänger von Spaltprodukten, die bei der Zerlegung von Wasser in Wasserstoff und Sauerstoff entstehen – also praktisch überall in unserer Umwelt.
In unserem Körper haben solche Spaltprodukte, Freie Radikale genannt, die Aufgabe, Zellen zu zerstören, die ihr natür-

liches Alter erreicht haben. Mit zunehmender Luftverschmutzung entstehen in unserer Umgebung immer mehr davon – zu viele. Haut, Augen, Lungengewebe müssen sich in einem fort gegen diese übereifrigen Entsorger wehren, die sich nach und nach auch an Zellen vergreifen, die noch völlig gesund und brauchbar sind.

Wenn Freie Radikale gefährlich werden ...

Besonders gefährlich sind die Freien Radikale an sehr zarten Membranen, wie der Außenhaut von roten Blutkörperchen. Ohne Vitamin E als Eskorte verklumpen die Blutkörperchen, versagen beim Sauerstofftransport und liefern die Grundlage für die Ansiedlung von Krankheitserregern.

Die Gegenspieler der Freien Radikale, die Antioxidantien, sorgen für die Reparatur der Schäden, die die vielen Radikale anrichten. Wenn man in den Mangelbereich insbesondere von Vitamin E geraten ist, häufen sich Zellreste und Bruchstücke allmählich an. Sichtbares Zeichen für diesen Übereifer der Radikale sind die Alterspigmente, die man als braune Flecken auf der Haut sieht.

... kann Vitamin E gegen Krebs helfen

Die Wissenschaftler verdächtigen ungebremste Freie Radikale auch, daß sie Krebs auslösen. Vitamin E kann also auch der Krebsentstehung vorbeugen, besonders effektiv der von Magenkrebs. Und bei der Infektabwehr sorgt Vitamin E gemeinsam mit Vitamin A für die Beweglichkeit der weißen Blutzellen beim Angriff auf Bakterien. Es gibt also gar keinen Zweifel, daß wir Vitamin E dringend benötigen.

Vitamin E ist reich enthalten in kaltgepreßten Speiseölen, Mandeln, Margarine, Getreideprodukten, Eiern und Nüssen. Beim Kochen treten Verluste bis zu 50 Prozent ein, Licht und Sauerstoff reduzieren den Gehalt weiter.

Altersflecken sind völlig ungefährlich, also ein rein kosmetisches Problem. Aber man erkennt daran, daß man in den Mangel‐bereich von Vitamin E geraten ist.

Die Wissenschaftler raten bei Vitamin E zu viel höheren Dosen als früher üblich: 30 bis 60 mg täglich, inzwischen sind sogar Mengen von bis zu 200 mg pro Tag in der Diskussion.
30 mg Vitamin E sind enthalten in:

25 g Maiskeimöl	50 g Sonnenblumenöl
83 g Mandeln	150 g Haselnüssen
187 g Margarine	30 Liter Milch

Milch kommt also als Vitamin-E-Lieferant kaum in Frage, dagegen z. B. pflanzliche Fette und Öle. Schädliche Mengen erreicht man kaum.

Vitamin C zum Schutz der Zellmembranen

Vitamin C und das Spurenelement Selen arbeiten mit Vitamin E zusammen am Schutz der Zellmembranen. Im Unterschied zu Vitamin E ist Vitamin C wasserlöslich, deshalb kann das eine das andere nicht ersetzen.
Vitamin C kümmert sich vor allem um die sogenannte Basalmembran, das unterste Netz, auf dem alle Zellschichten aufliegen. Unter Vitamin-C-Mangel lockert sich das Netz auf, in extremen Fällen kann es so dünn werden, daß Blutzellen durch die Maschen treten. Das ist die Ursache für den berüchtigten Skorbut, mit dem in früheren Jahrhunderten vor allem die Seeleute zu kämpfen hatten, die oft monatelang ohne frisches Obst und Gemüse auskommen mußten. Diese Unterversorgung mit Vitamin C bildet heute – zumindest in Europa – kaum eine Gefahr mehr, selbst nicht, wenn im Sinne der Immunabwehr ein Mangel an Vitamin C vorliegt.

Vitamin C als Helfer der Immunzellen

Vitamin C ist auch notwendig für die ordentliche Arbeit der Granulozyten bei der Abwehr von Bakterien. Die Immun-

TIP:
Wenn Sie den Eindruck haben, daß Ihre halbwüchsigen oder erwachsenen Kinder sich viel von Fast food ernähren, stellen Sie ihnen öfter Mandeln, Haselnüsse, Walnüsse und Paranüsse hin. Sie werden sich von der kritischen Grenze der Vitamine E und B6 fortknabbern, ohne daß Sie Ermahnungen aussprechen müssen.

Vitamin-C-Mangel:
Die Folgen reichen im schlimmsten Fall bis zum berüchtigten Skorbut.

zellen verbrauchen das bereitgestellte Vitamin C: Bei einer Infektion kommt es deshalb innerhalb weniger Stunden zu einem starken Abfall.

- Deshalb ist die Geschwindigkeit, mit der das Immunsystem auf z. B. eindringende Viren reagieren kann, unmittelbar vom gerade verfügbaren Vitamin C abhängig!

Als Puffer für Vitamin C besitzen wir die Nebennierenrinde, die sehr zweckmäßig ausgerüstet ist: Wenn beim Streß Kortisol ausgeschüttet wird, wird das dort gespeicherte Vitamin C gleich mitgeliefert. Aber Vorsicht: Bei Dauerstreß erschöpft sich das Depot.

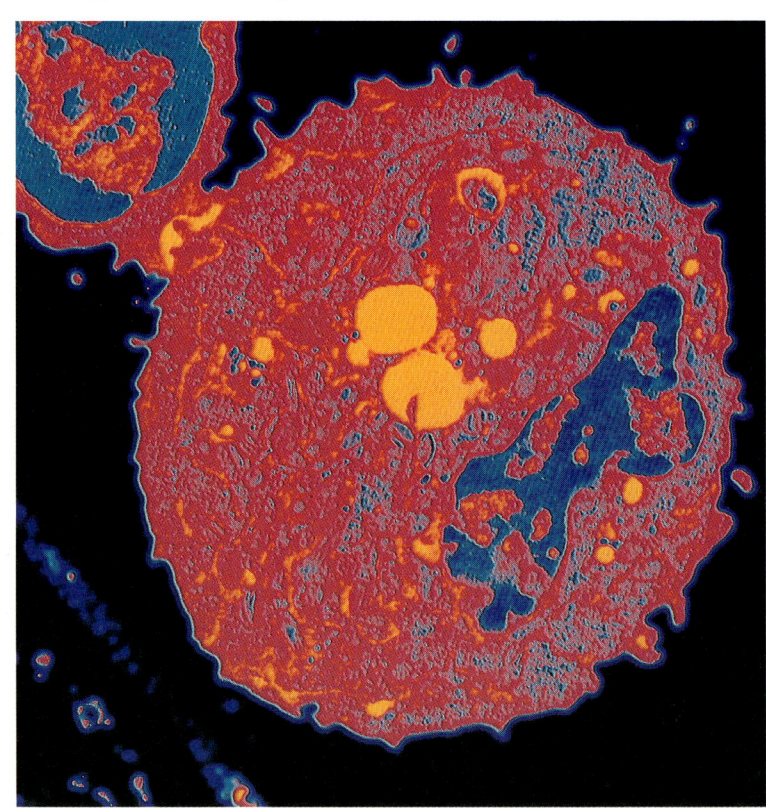

Eine Krebszelle in 8000facher Vergrößerung. Nach neuesten Erkenntnissen beugt eine ausreichende Versorgung mit Vitaminen der Entstehung von Krebs vor.

Der tägliche Bedarf an Vitamin C wird heute auf 100 – 200 Milligramm pro Tag geschätzt. Als Vitamin-C-Lieferanten kommen fast ausschließlich frische pflanzliche Produkte in Frage.

100 Milligramm Vitamin C sind enthalten in

49	g rotem Paprika	50	g schwarzen Johannisbeeren
60	g Petersilienblättern	84	g Sauerampfer
100	g grünem Paprika	125	g Zitronen
200	g Orangen	294	g Brokkoli (gekocht)
400	g Spinat (gekocht)	1,1	kg Äpfeln

Raucher brauchen mehr!

Auf jeden Fall sollten sich Raucher, Kaffeetrinker, Alkoholkonsumenten und körperlich stark belastete Menschen täglich weitere 30 Milligramm Vitamin C gönnen. Auch wenn Sie gelegentlich oder öfter an Magenbeschwerden oder Gastritis leiden, müssen Sie die Vitamin-C-Zufuhr steigern. Bestimmte Medikamente können den Bedarf an Vitamin C erhöhen – lesen Sie auf dem Beipackzettel nach!

- Da man Vitamin C nicht überdosieren kann, kann man unbedenklich so viel natürliches Vitamin C zu sich nehmen, wie man will!

Vitamin C ist empfindlich gegen Erwärmen oder Kochen, gegen Licht und Luft. Sie müssen deshalb davon ausgehen, daß gelagertes Gemüse weniger Vitamin C enthält, als Sie den Zahlenangaben auf der Packung entnehmen.
Hier gilt für Ernährungsbewußte das gleiche wie für den Gourmet: Marktfrische Ware ist immer noch unübertrefflich! Kaufen Sie lieber öfter ein, als Lebensmittel im Kühlschrank verkommen zu lassen.

TIP:
Mit einem Vitamin-C-Stoß von 400 Milligramm pro Tag können Sie versuchen, eine beginnende Erkältung, einen Erkältungsstreß also, abzuwehren. An den folgenden Tagen können Sie dann langsam niedriger dosieren.

Raucher, Kaffee- und Alkoholkonsumenten brauchen mehr Vitamin C: Ihr Immunsystem ist von Haus aus geschwächt.

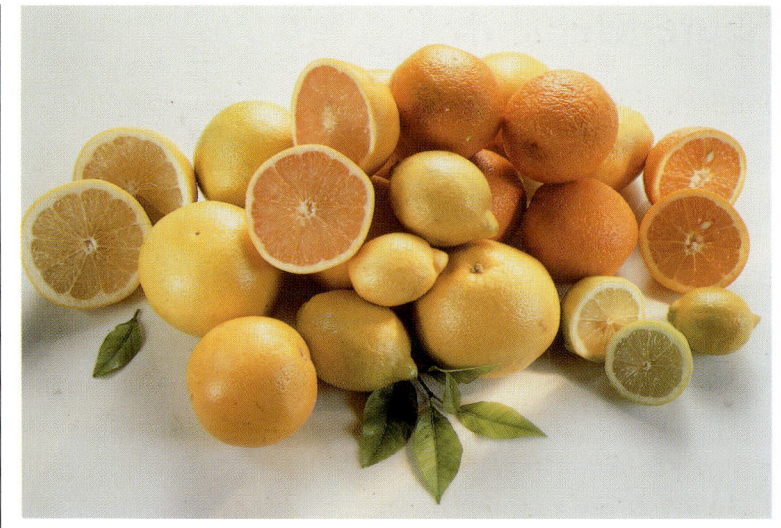

Frisches Obst ist – neben frischem Gemüse – der wichtigste Lieferant von Vitamin C.

Vitamin B6 – Hüter der Eiweißbausteine

Da es in unserem Körper keinen Ort und keine Funktion ohne Eiweißbausteine gibt, wird Vitamin B6 (Pyridoxin) praktisch überall – auch für das Immunsystem – benötigt.

Auch dieses Vitamin kann nicht gespeichert werden und wird wenige Stunden nach der Aufnahme über den Urin ausgeschieden. Wer viel unter Streß zu leiden hat, gerät häufig in den Mangelbereich. Nervosität, Verstimmungen und Konzentrationsschwäche sind erste Warnzeichen, wenn Vitamin B6 im Eiweißstoffwechsel von Gehirn und Nerven anfängt, knapp zu werden. Der tägliche Bedarf von Pyridoxin liegt bei 2 bis 3 Milligramm.

Zwei Milligramm Pyridoxin sind enthalten in

145 g Kleie	150 g Hefeextrakt
215 g Weizenkeimen	275 g Walnüssen
350 g Sojamehl	360 g Haselnüssen
400 g Bananen (entspricht etwa 2 Stück)	

Spurenelemente

Immunzellen brauchen Zink

Immunologische Störungen haben zuweilen ihre Ursache in einer Unterversorgung mit Eisen, Kupfer, Zink oder Selen. Diese sogenannten Spurenelemente sind für viele Funktionen unseres Körpers unerläßlich. So benötigen mehr als 70 Enzyme des Körpers Zink für ihre Funktion, dennoch ist fast die Hälfte der Bevölkerung mit diesem Nährstoff leicht unterversorgt.

Fehlt Zink, sinkt unweigerlich die Zahl der Immunzellen und der Antikörper ab. Als Folge davon kann die Wundheilung gestört sein, wie dies z. B. bei offenen Beinen der Fall ist.

Spurenelemente brauchen wir für fast alle unsere Körperfunktionen. Durch unausgewogene Ernährung droht Mangel.

Zinkunterversorgung – wer ist gefährdet?

- Jugendliche, die sich von Fast food ernähren
- Senioren, die insgesamt unzureichend essen
- Strenge Vegetarier
- Schwangere oder stillende Frauen
- Patienten mit krankheitsbedingtem Zinkmangel (Diabetiker)
- Frauen, die eine Antibabypille nehmen
- Sportler

Zink ist in Muskelfleisch, Fisch, Käse, Eiern, Milch und Vollkornprodukten enthalten. Die Deutsche Gesellschaft für Ernährung empfiehlt als tägliche Zufuhr von Zink:

- Für Männer 15 mg
- Für Frauen 12 mg
- Für Frauen während der Schwangerschaft 15 mg
- Für Frauen während der Stillzeit 22 mg

Obwohl Zink in zahlreichen Nahrungsmitteln enthalten ist, ist die Hälfte der deutschen Bevölkerung damit leicht unterversorgt.

15 Milligramm Zink sind enthalten in

90 g Kleie	350 g Paranüssen
375 g Parmesankäse	375 g Cheddarkäse
480 g Mandeln	500 g Walnüssen
500 g Vollweizenmehl	500 g Briekäse

Entsorgung mit Selen

Mit der Zunahme von Umweltgiften wird eine ausreichende Aufnahme von Selen immer wichtiger. Selen entsorgt Schadstoffe, indem es sich im Körper mit ihnen zu ungefährlichen Komplexen verbindet. Wer in einem Industriegebiet lebt, braucht also mehr davon, als der Wirt eines Hallig-Gasthofs oder ein Bergbauer. Wieviel genau benötigt wird, ist bisher unbekannt; man rechnet mit bis zu 100 Mikrogramm pro Tag.

TIP:
Beim Fernsehen sind Käsewürfel besser als Chips. Statt wegen des leeren Fernsehfutters ein schlechtes Gewissen haben zu müssen, tun Sie so noch etwas für die Gesundheit und versorgen den Körper mit wichtigem Zink.

Die Tagesdosis dürfte enthalten sein in

mehreren hundert Gramm Fisch	100 – 200 g Brot
mehreren hundert Gramm Gemüse	Fleisch von Steakgröße
bis zu 1 Liter Milch	

Eisen und Kupfer

Daß wir Eisen und Kupfer brauchen, weiß man schon lange. Beides ist in vielen Nahrungsmitteln enthalten.

- **Eisen**
  Die (empfohlene Tagesdosis 10–12 mg) ist enthalten in:
  Kleie, Weizenkeimen, Petersilie, Sojabohnen und Ei.

- **Kupfer**
  Die (empfohlene Tagesdosis 2–3 mg) ist enthalten in:
  frischer Hefe, Kleie, Paranüssen und Ei.

Knoblauch, die immunstarke Zwiebel

Ein Gemüse, das wegen der Gesamtheit seiner immunstärkenden Inhaltsstoffe besonders erwähnt werden muß, ist Knoblauch. Wichtig ist vor allem sein Gehalt an Vitamin B1 (Thiamin), mit dem wir unter den heutigen Ernährungsbedingungen leicht unterversorgt sind. Schon mit Knoblauch allein können wir die Versorgung mit diesem lebenswichtigen Vitamin sicherstellen.

Aber auch krankmachende Darmbakterien werden durch Knoblauch gehemmt, während die normale Darmflora weitgehend verschont bleibt – im Gegensatz zu Antibiotika, die auch die gesunde Darmflora schädigen.

Ungewöhnlich starke Wirkung hat Knoblauch auch auf gefährliche Protozoen (Amöbenruhr) und Pilze, auf Influenza- und Herpesviren. Daneben wirkt er gärungs- und fäulnishemmend und vermindert die Aufnahme schädlicher Umweltgifte.

TIP:
Es gibt gar keinen Zweifel, daß Knoblauch auf vielfältige Weise in der Nahrung besonders gesund ist. Die größte Wirkung entfaltet er, wenn Sie ihn nicht schmoren, sondern roh verwenden. Eine große Knoblauchzehe, mit der Knoblauchpresse zerkleinert und in 250 g Quark eingerührt, ist ein immunstarker Brotaufstrich.

Gefahren in der Umwelt meiden

Was Haut und Schleimhaut zu leisten haben

Es ist ein natürliches Bedürfnis, eine geschmeidige und schöne Haut zu haben. Das hängt mit unserem instinktiven Wissen um ihre Abschirmfunktion zusammen. Gesunde Haut und Schleimhaut lassen Bakterien und Viren nicht durch: Schon die oberste Hornschicht und die Talgdrüsen sorgen für eine mechanische Sperre. Deshalb können wir es uns leisten, so viele Bakterien durchzufüttern: Bis zu 1000 Bakterien siedeln auf jedem Quadratzentimeter Haut und bis zu einer Milliarde Keime pro Milliliter Speichel im Mund.

Die Haut ist unsere vorderste Front gegen die Angriffe durch Keime, Viren und Bakterien. Wenn sie geschädigt ist, droht Gefahr.

Die wenigsten Bakterien machen uns krank. Zu vielen Arten hat sich eine Art »Burgfrieden« eingependelt.

Wenn uns dann aber doch einige Krankheitskeime belästigen, vielleicht sogar in die Atmungsorgane eindringen, halten sich dort zahllose weitere Wächter über unsere Gesundheit auf.

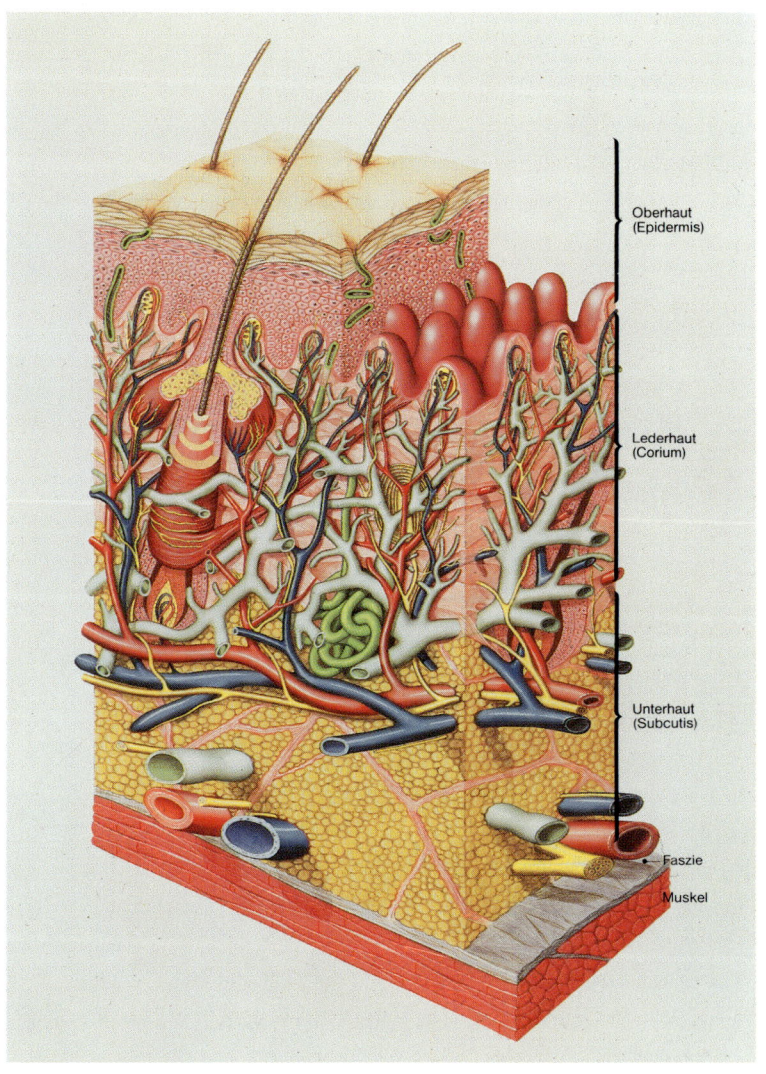

Oberhaut
(Epidermis)

Lederhaut
(Corium)

Unterhaut
(Subcutis)

Faszie

Muskel

Auf gesunder Haut stellen Bakterien keine Gefahr dar. Dafür sorgt ein kompliziertes Zusammenspiel verschiedener Abwehrmechanismen.

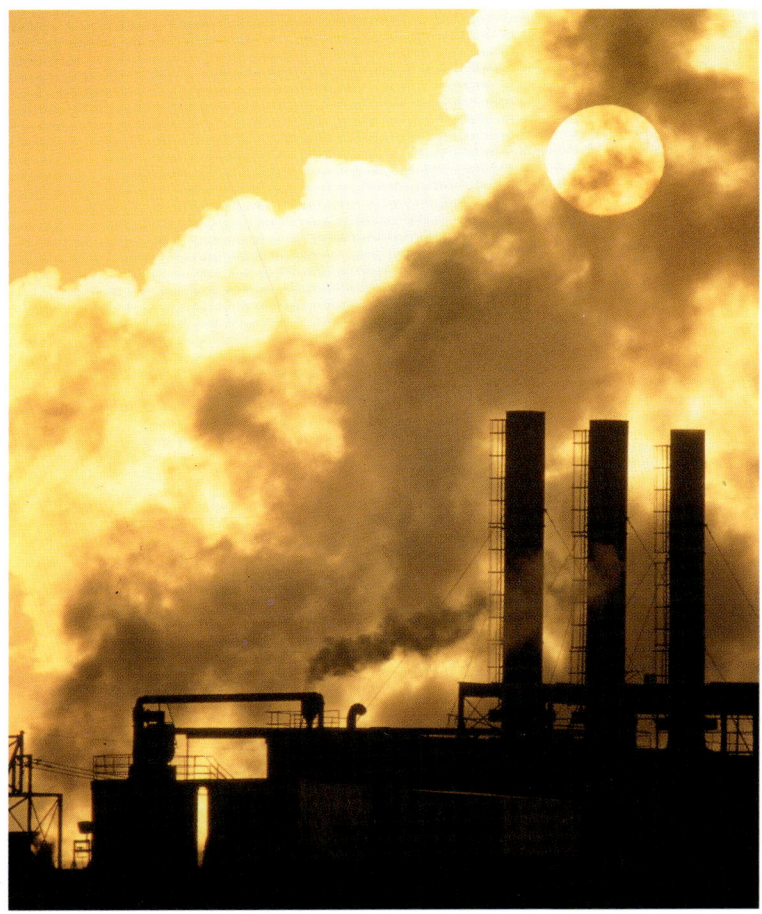

Industrieabgase und Rauch von Zigaretten schädigen die empfindlichen Schleimhäute, die in den Körper eindringende Keime und Bakterien abfangen.

Wer bekämpft eingedrungene Keime?

- Die Flimmerhärchen, die eingedrungene Partikel wieder nach außen befördern
- Der Schleim, der Bakterien und Viren einwickelt
- Die Magensäure, die abgeschluckte Krankheitskeime unschädlich macht
- Desinfizierend wirkende Bestandteile wie Lysozyme, Fettsäuren und Milchsäure, zum Beispiel in Nasensekret, Speichel und Tränenflüssigkeit.

Die weitaus meisten Angriffe durch Keime und Bakterien werden durch unser Immunsystem bereits an der Schleimhautgrenze abgefangen, ohne daß wir etwas davon bemerken.

In jeder Minute sind wir Hunderten von Attacken aggressiver Keime ausgesetzt. All die genannten Leibwächter behüten uns im Normalfall, ohne daß wir es bemerken. Im Verhältnis zur Vielzahl der Angriffe geschieht es eher selten, daß ein Keim ein Schlupfloch findet.

> **Die einfachste Abwehr gegen Bakterien und Viren sind persönliche Hygiene und Pflege von Haut und Schleimhäuten, bei jedem Geschlecht und in jedem Alter.**

Rauch

Zu den schlimmsten Feinden der Schleimhäute gehört Rauch von Zigaretten, Zigarren und Pfeifen. In unserem Fall ist nicht die langfristige chemische Wirkung gemeint, die nach vielen Jahren Tumoren auslösen kann, sondern der Sofortschaden.

- Auch bei kurzer Einwirkung von Rauch werden die Flimmerhärchen der Bronchialschleimhäute und die Augenschleimhäute bereits hart beansprucht.

TIP:
Wenn in der Wohnung geraucht wird, lüften Sie so oft wie möglich.

Der Raucher selbst kann einen Teil der schädlichen Wirkung durch erhöhte Zufuhr der Vitamine A, C und E ausgleichen. Geschädigt wird aber auch der »passive« Raucher – und zwar kaum weniger als der aktive selbst. Besonders die Schleimhäute von Kindern können geschädigt werden, wobei alter Rauch nicht weniger reizt als frischer.

Wohnklima

Versuchen Sie, ein gesundes häusliches Raumklima herzustellen: 20-22 Grad C sind angemessen; in Räumen, in denen gearbeitet und geschlafen wird, darf die Temperatur etwas niedriger sein. Üblicherweise ist die relative Luftfeuchtigkeit in der Heizperiode zu niedrig; wenn alle Pflanzen außer den Kakteen eingehen, werden auch Ihre Schleimhäute geschädigt. Schnupfenviren haben dann leichtes Spiel. 40 bis 60 Prozent relative Luftfeuchtigkeit sind dagegen ideal.

Das Abweichen von den optimalen Bedingungen alleine wird Sie zwar nicht krank machen, jedoch Haut und Schleimhaut vorschädigen. Danach könnte ein Überfall durch ein paar Schnupfenviren das Faß bereits zum Überlaufen bringen.

- Ihre Schleimhäute werden – ebenso wie Ihre Zimmerpflanzen – Luftbefeuchter während der Heizperiode als wohltuend empfinden!

UV-Belastung

In der Stratosphäre dünnt sich das Ozon allmählich aus – dafür nimmt es in unserer Atemluft kräftig zu. Beides ist aus unterschiedlichen Gründen schlecht für unsere Gesundheit und das Immunsystem. Das Ozon weit oben in der Stratosphäre hat Leben auf der Erde überhaupt ermöglicht: Ohne die schützende Wirkung dieses optischen Filters würden die UV-Strahlen des Sonnenlichts alle Lebensvorgänge auf der Erde verhindern.

Durch Abgase ist die Ozonschicht in der Stratosphäre bereits erheblich geschädigt. Unter den Folgen einer erhöhten Belastung mit UV-Strahlen haben wir alle zu leiden.

Pflanzliches und tierisches Leben – gegen UV-Licht hochempfindlich

Die Verbindungen der Eiweiße und der Erbsubstanz von Mensch, Tier und Pflanze sind nämlich hauptsächlich im sichtbaren Licht stabil, dessen Wellenlänge oberhalb von 380 Nanometern liegt. Im kürzerwelligen Licht – vor allem bei 280 bis 320 Nanometern im Bereich der UV-B-Strahlung – brechen sie auseinander.

Gegen einen Beschuß durch UV-Strahlen sind vor allem bestimmte Zellen in der Haut, die Melanozyten, wehrlos: Normalerweise schützen sie unsere Oberhaut durch dunkle Farbstoffe, die wir als Bräunung wahrnehmen. Unter UV-Einstrahlung entgleisen die Erbinformationen der Melanozyten, die schwarzen Farbstoffe werden unkontrolliert abgelagert. Plötzlich haben sie keine Schutzfunktion mehr, sondern mutieren zur gefährlichsten aller Krebsarten: zum Melanom.

● Wegen der steigenden UV-Belastung nehmen Melanome bei hellhäutigen Menschen und an hellen Hautpartien von Tieren stark zu!

Es besteht der Verdacht, daß Melanome sich besonders leicht entwickeln können, wenn der Mensch durch Breitbandantibiotika, Beruhigungsmittel, Empfängnisverhütungsmittel, Bräunungslotionen und »leere Fertignahrung« (Vitamin-B6-Mangel) vorgeschädigt ist. Dann können schon geringe Mengen UV-Licht gefährlich sein.

UV-Licht – Gift für das Immunsystem

Die Schäden durch UV-Strahlen reichen von einer Schwächung des Immunsystems bis hin zur Entstehung von Hautkrebs.

UV-Strahlen schädigen aber auch Enzyme, die für die normalen Stoffwechselfunktionen anderer Zellen notwendig sind, sowie alle Reparaturmechanismen. Kein Wunder also, daß die Immunorgane in Mitleidenschaft gezogen werden. UV-Schäden machen sich deshalb zuerst bei Menschen bemerkbar, deren Immunsystem ohnehin stark beansprucht ist: bei Kindern und Jugendlichen, Schwangeren, älteren Menschen sowie Menschen mit anderen Krankheiten. Falls Sie sich also mit Erkrankungen herumplagen, die Sie immer mal wieder belästigen, wie z. B. Herpesbläschen, wäre es durchaus möglich, daß Sie Ihren Körper unnötig oft UV-Strahlen ausgesetzt haben.

- Wenn Sie zu Herpesbläschen neigen, sollten Sie nicht sonnenbaden.
- Bedecken Sie Arme und Beine, und tragen Sie Hut oder Schirmmütze – wie früher, als man noch nichts von den schädlichen Strahlen wußte, sie aber instinktiv mied.
- Gefährlicher als Herpesbläschen können andere Infektionen sein; es ist nicht ausgeschlossen, daß UV-Strahlen

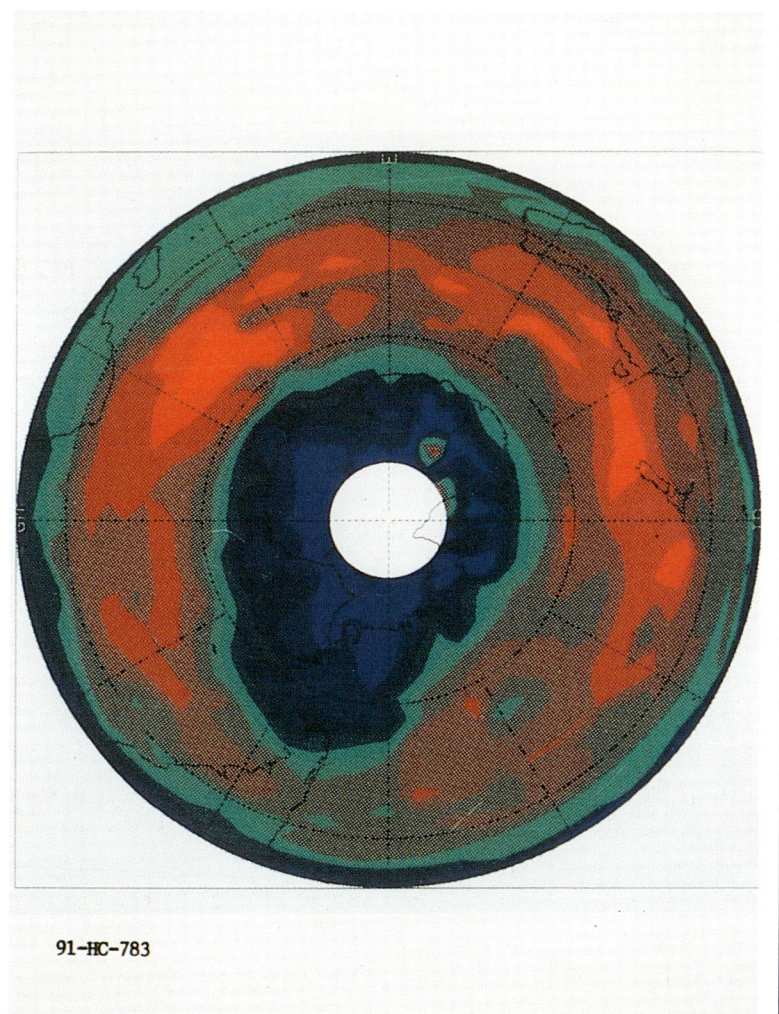

91-HC-783

Über den Polen – hier eine Satellitenaufnahme der Antarktis – ist die Ozonschicht bereits so weit geschädigt, daß regelrechte »Ozonlöcher« entstanden sind.

43

auch auf andere Krankheiten einen fördernden Einfluß haben, z. B. auf Aids.

Auch künstliche Sonne ist gefährlich!

TIP:
Cremen Sie Ihre Kinder
in der Sonne gut ein!
Schäden durch Sonnen-
brände summieren sich;
die betroffenen Hautstellen
können sich zeitlebens nicht
mehr erholen!

Grundsätzlich sollten Sie mit der Sonne vorsichtig sein, wenn Sie zu Infektionen neigen. Je hellere Haut Sie haben, desto gefährlicher kann Ihnen Sonne – insbesondere Höhensonne – werden. Auch moderne »gefahrlose« Sonnenbänke geben Strahlen ab, und UV-A-Strahlen sind genauso gefährlich wie UV-B-Strahlen. Sonnenbräune mag zwar gut aussehen, aber ungebräunte Haut lebt länger.

● Lassen Sie sich auf keinen Fall durch ein falsch verstandenes Schönheitsideal zum Bräunen unter der Höhensonne verleiten!

Das Sonnenstudio kann genauso gefährlich sein wie die Sonne draußen: UV-Strahlen kriegt Ihre Haut jedesmal ab!

Denken Sie stets daran, daß sich die Schäden im Laufe eines Lebens addieren. Das Immunsystem kann entgleiste Zellen sicherlich eine Weile unter Kontrolle halten. Aber irgendwann bricht es unter der Last all der vielen kleinsten Schäden, die wir unserer modernen Umwelt verdanken, zusammen – ein geschwächtes früher als ein starkes.
Schützen Sie sich deshalb vor intensiver Sonneneinwirkung durch Sonnenschutzmittel, auf der See und im Gebirge mit Sonnenblockern.
Cremen Sie vor allem Ihre Kinder sorgfältig ein: Viele Sonnenbrände im Laufe des Lebens sind sehr wahrscheinlich gefährlicher als die Chemikalien auf der Haut. Am besten fragen Sie Ihren Arzt nach dem für Ihre Zwecke geeigneten Sonnenschutzpräparat, damit die Salbe der Haut und nicht nur der Pharmaindustrie hilft.
Am besten, Sie vermeiden Sonneneinstrahlung durch entsprechende Bekleidung und ziehen den Aufenthalt an schattigen Orten vor.

Ozon in der Atemluft

Die zweite Gefahr, die vom Ozon ausgeht, ist wie die UV-Belastung eine Folge der Luftverschmutzung. Durch die Anreicherung von Kohlenwasserstoffen, Kohlenmonoxid und Stickoxiden von Autoabgasen, Haushalts- und Industrieabgasen, aus der Landwirtschaft und von Mülldeponien bildet und konzentriert Ozon sich dort, wo es nichts zu suchen hat: am Boden in unserer Atemluft.

In der Mikrobiologie wird Ozon als starkes Desinfektionsmittel angewandt: Bakterien werden dadurch leicht vernichtet. Falls die Luftverschmutzung im heutigen Umfang fortschreitet, muß der Mensch aufpassen, daß ihm nicht dasselbe passiert.

- Bereits heute entgeht kaum jemand in den Industrienationen den schädlichen und reizenden Wirkungen des bodennahen Ozons!

Gefahr für die Schleimhäute

Die ersten Symptome für zuviel Ozon in der Luft sind Reizungen der Augen-, Rachen- und Bronchialschleimhäute. Unter dem Mikroskop kann man erkennen, daß die Reizung mit einem Verlust von Flimmerhärchen einhergeht. Schon dieser organische Schaden allein bedeutet bereits eine nicht zu unterschätzende Herabsetzung der Abwehrkraft, da die Härchen nicht nachwachsen.

Bodennahes Ozon führt zu bedenklichen Schleimhautreizungen. Der Verlust von Flimmerhärchen ist irreparabel.

Wichtige Daten zu Ozon

Natürlicher Höchstwert:	60 – 80 Mikrogramm/Kubikm.
Erste körperliche Reaktionen:	90 – 120 Mikrogramm/Kubikm.
Ozonwarnung:	über 180 Mikrogramm/Kubikm.
Spitzenwerte in Los Angeles:	bis 1000 Mikrogramm/Kubikm.

Die Höchstwerte der Ozonkonzentration werden unter Einfluß des Tageslichts und in Schönwetterperioden erreicht, paradoxerweise gerade in Reinluftgebieten und nicht unbedingt in den Innenstädten.

Gefährdet sind vor allem Menschen, die unter Atemwegserkrankungen leiden, sowie alle, die durch äußere Umstände gezwungen sind, tief zu atmen: Straßen- und Bauarbeiter, Sportler, tobende Kinder.

Langzeitschäden durch Ozon

TIP:
Schicken Sie bei Sommersmog Ihre Kinder nur vormittags oder abends zum Toben nach draußen. Nachmittags sollten ruhigere Spiele vorherrschen.

Die schädlichen Wirkungen des Ozons summieren sich, wie die Hautschädigungen durch UV-Licht. Die zerstörten Stellen an unseren Schleimhäuten werden nicht wiederhergestellt. Verlorengegangene Flimmerhärchen in den Atemwegen können nicht ersetzt werden. Deswegen werden wir immer empfindlicher gegen Infektionserreger, je öfter und länger wir bodennahem Ozon ausgesetzt sind und je höher die Ozonwerte steigen.

Was Sie tun können

- Lassen Sie deshalb Ihr Auto so oft wie möglich zu Hause, und nehmen Sie den Bus oder das Fahrrad.
- Machen Sie Kindergärtnerinnen und Kindergärtner sowie Lehrerinnen und Lehrer Ihrer Kinder darauf aufmerksam, daß Sport und Spiel im Freien nicht in die Mittagsstunden fallen dürfen.

Wirklich greifen können bei diesen globalen Erscheinungen nur Maßnahmen, die von allen beherzigt werden – und das sind erfahrungsgemäß solche, die per Gesetz vorgeschrieben sind. Wirken Sie deshalb auch auf Ihren Landtagsabgeordneten ein, damit in Ihrem Bundesland entsprechende Maßnahmen ergriffen werden.

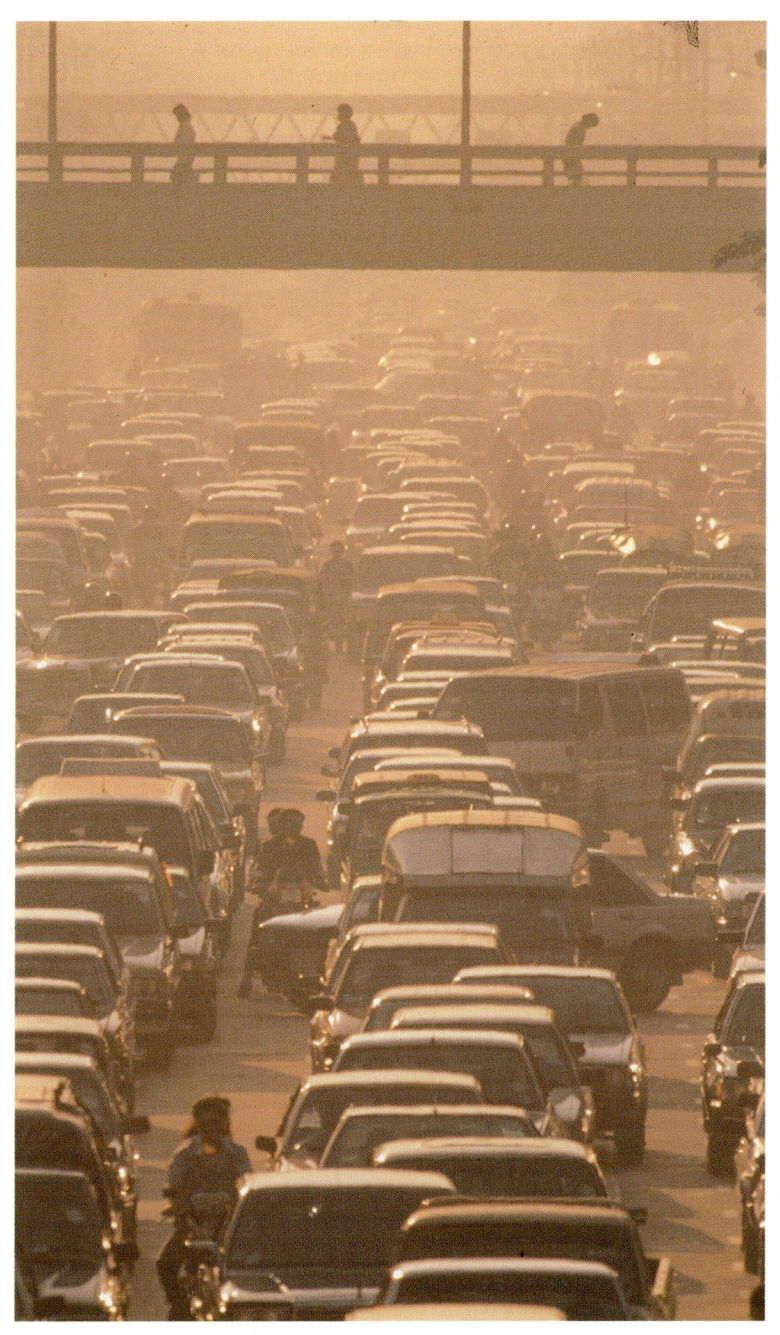

Starker Autoverkehr in der Sommerhitze führt zu einer gefährlichen Anreicherung des bodennahen Ozons – vor allem einige Kilometer entfernt in Reinluftgebieten.

Vorsorge gegen Infektionen

Wenn Haut und Schleimhaut durchlässig werden

Bakterien, die in unseren Körper eingedrungen sind, zerstören Zellen. Im schlimmsten Fall produzieren sie dabei giftige Substanzen.

Wenn Haut oder Schleimhaut für Bakterien, Viren oder Pilze durchlässig werden, hängt es allein von der Leistungsfähigkeit des Immunsystems ab, ob es die Infekterreger unschädlich machen kann oder nicht.

Das Immunsystem hat mehrere erfolgversprechende Methoden, mit Eindringlingen fertig zu werden. Aber Bakterien und Viren haben dagegen eigene Kampfmittel entwickelt. Leider gibt es sogar einige, gegen die das Immunsystem völlig machtlos ist.

Kampfmethoden der Bakterien

Wenn Bakterien die äußerste Sperrlinie erst einmal überwunden haben, sondern sie Enzyme ab, die die Wände der Wirtszellen verdauen. Den Inhalt der menschlichen Zellen benutzen sie wie einen Steinbruch für den eigenen Stoffwechsel. Manche Stoffwechselprodukte der Bakterien, sogenannte Toxine, wirken in unserem Körper wie Gifte. Cholera, Starrkrampf, Diphtherie und Gasbrand sind Folgekrankheiten solcher Gifteinwirkung. Dagegen ist die Immunabwehr machtlos. Da müssen die Mediziner nachhelfen. Sie tun dies u. a. mit Antibiotika und Gegengiften.

Leider sind die Zeiten vorbei, in denen Bakterien problemlos mit Antibiotika bekämpft werden konnten. Die Bakterien haben gelernt, sich gegen Antibiotika zu wehren: Diese Eigenschaft, die man Resistenz nennt, kann an die nächste Generation und sogar an die ferne Verwandtschaft der Bakterien vererbt werden.

Da die Resistenzen unter den Bakterienstämmen zunehmen, muß oft erst zeitraubend nach einem noch wirksamen Antibiotikum gesucht werden, während sich die Bakterien im Kranken weiter ausbreiten.

Kampfmethoden der Viren

Viren haben keinen eigenen Stoffwechsel. Alles, was sie zur Vermehrung benötigen, lassen sie von der Wirtszelle bauen, die am Ende abstirbt. Wichtig für das Virus ist, daß es geeignete Molekülgruppen im Wirtsorganismus vorfindet. Nur dort kann es andocken. So kann das Schnupfenvirus sich nur an Zellen der Nasenschleimhaut anheften, die Leber z. B. bleibt von Schnupfen verschont.

Sitzt das Virus erst einmal fest, übernimmt es in der Zelle das Kommando. Es ordert den Bau von immer neuen Virusbestandteilen; die jungen Viren machen sich dann auf, neue Zellen zu befallen.

Viren übernehmen in den Zellen, die sie besetzt haben, das Kommando. Die Zelle arbeitet nicht mehr für unseren Körper, sondern für das Virus.

Viren – gefährlich durch Anpassung

Viren sind wie Bakterien gegen das Immunsystem des Menschen gut ausgerüstet, vor allem gegen die Antikörper, denn diese sind ihre Hauptgegner. Zu den ärgerlichsten ihrer Kampfmethoden gehört der Austausch von Erbmaterial, das auch Informationen über die Beschaffenheit der Virusoberfläche enthält. Besonders bei Influenza, der echten Virusgrippe also, und bei Schnupfen bekommen wir es laufend mit den Konsequenzen der Bauplanänderung zu tun: Brav produzieren unsere Immunzellen Antikörper – aber die Andockstellen an der Virusoberfläche passen nicht

Das heimtückische an Viren ist, daß sie immer neue Varianten ihres Erbmaterials herstellen. So sind die vom Immunsystem produzierten Antikörper meist nicht mehr auf dem neuesten Stand.

mehr. Sowohl die Immunzellen als auch die Pharmafirmen müssen dann schleunigst neue Antikörper bzw. Impfstoffe herstellen.

Kampfmethoden der Pilze

Weder die Kampftechnik der Pilze noch die Gegenwehr des Immunsystems sind genau bekannt. Pilzerkrankungen entstehen meistens, wenn das Immunsystem geschwächt ist. Gegen eine zufällig anfliegende Pilzspore gibt es dann keine funktionierende Abwehr mehr.

In solchen Fällen können auch die ohnehin auf der Schleimhaut vorhandenen Pilze, die normalerweise keine Gefahr darstellen, aufblühen, sich vermehren und mit dem Blutstrom in viele Organe verschleppt werden.

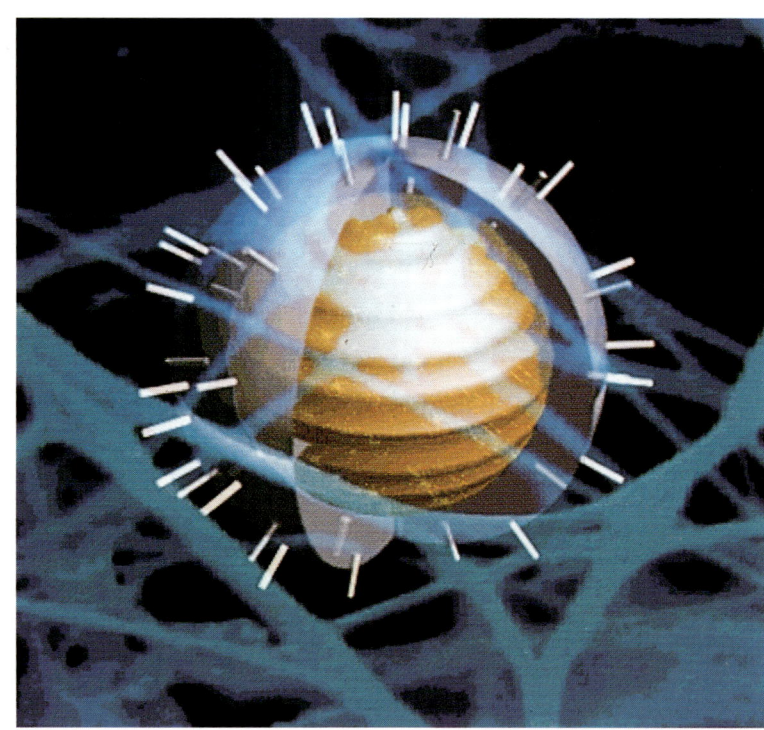

Ein Grippevirus hat sich in einer Zellstruktur festgesetzt. Wenn jetzt nicht sofort Antikörper aktiviert werden können, übernimmt er das Kommando und läßt die Zelle für sich arbeiten.

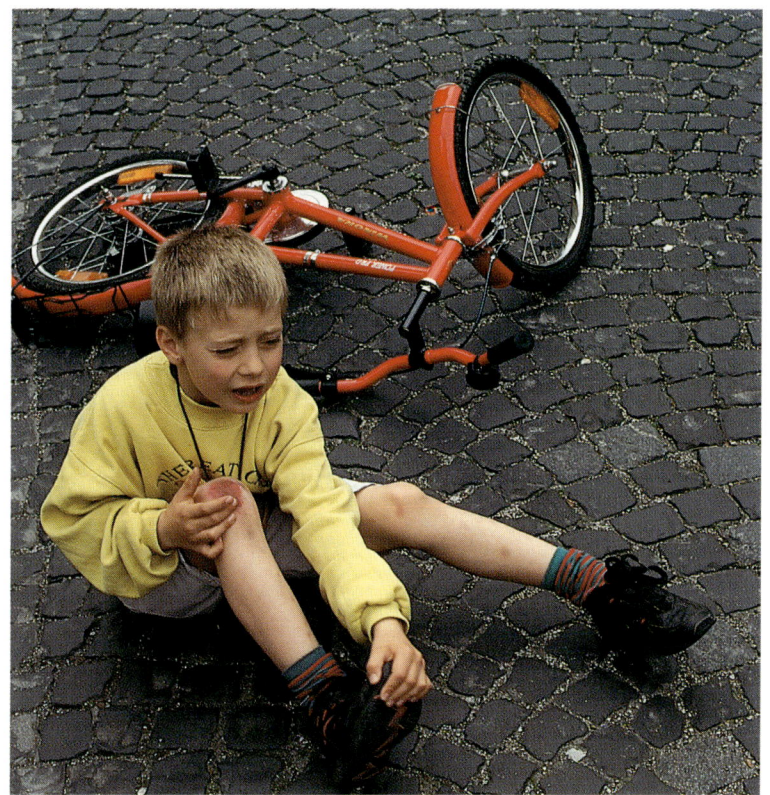

Immer wenn die Hautoberfläche verletzt und damit offen ist, besteht die Gefahr, daß Bakterien, Pilze oder Viren in den Körper eindringen.

Wie Bakterien, Viren und Pilze eindringen

Bakterien, Viren und Pilze dringen im Prinzip auf dieselbe Weise in den menschlichen Körper ein: entweder über die Schleimhäute, durch verletzte Haut oder – beim ungeborenen Kind – direkt durch das Blut der Mutter.

Wenn die Keime durch Stich, Biß, Injektion oder auch Operation ins Blut gelangen, umgehen sie sämtliche Abwehrschranken: Dieser Weg ist deshalb besonders gefährlich.

- Je einfacher Viren und Bakterien ins Blut gelangen, desto geringer ist die Keimzahl, die für eine Infektion ausreicht!

51

- Desinfizieren Sie Bißwunden besonders sorgfältig. Krankheitserreger haben dort leichten Zugang zur Blutbahn. Außerdem können sie sich zwischen den toten und gequetschten Zellen gut vermehren. Dasselbe gilt für Schürf- und Schnittwunden.

Virus- und Bakterieninfektionen erkennen

Fast alle Virusinfektionen sind am Beginn einander ähnlich – bei bakteriellen Infektionen sind die Symptome dagegen von der Bakterienart abhängig und können sehr unterschiedlich sein.

Viruserkrankungen laufen zumeist in zwei voneinander getrennten Phasen ab, wobei die erste in der Regel unauffällig auftritt und deshalb nicht immer als Krankheitsbeginn erkannt wird:

1. Kurzdauernde Abgeschlagenheit mit Muskel-, Kopf-, Gelenkschmerzen, Temperaturerhöhung, eventuell leichtes Fieber, Stimmungstief.
2. Nach wenigen Stunden oder 2–3 Tagen (bei manchen Krankheiten auch deutlich später) Auftreten der virusspezifischen Krankheitssymptome (z. B. Flecken wie bei Masern) und Fieber.

Gewöhnlich haben wir es bei »grippalen« Symptomen also mit einer Viruserkrankung zu tun.

Bakterieninfektionen verlaufen in der Regel gleichförmiger, zeigen aber keine einheitlichen Symptome:

1. Die Krankheit verschlimmert sich in der Mehrzahl der Fälle rasch vom Beginn der Symptome bis zu deren Höhepunkt.
2. Häufig setzt das Fieber gleich hoch ein.

Virusinfektionen sind relativ leicht erkennbar: Sie laufen alle nach dem gleichen Schema ab. Bakterieninfektionen sind dagegen sehr unterschiedlich.

Ansteckung vermeiden!

Ein infizierter Mensch ist ansteckend. Das heißt, er scheidet Krankheitserreger aus, die für seine Mitmenschen gefährlich sind – und zwar lange bevor die Krankheit bei ihm selbst ihren Höhepunkt erreicht hat.

Die Ansteckungsgefahr ist also am größten, wenn die Krankheitszeichen noch kaum bemerkt werden: beim Schnupfen bevor die Nase läuft, bei Aids praktisch sofort nach der Infektion.

Die Viren sind dort in höchster Anzahl zu finden, wo sie von den zerfallenden Zellen freigegeben werden: Schnupfenviren auf der Nasen- und Mundschleimhaut (sie werden in Tröpfchen beim Niesen und Ausatmen abgegeben); Darmviren im Stuhl; die Viren der ansteckenden Leberentzündung und von Aids zirkulieren im Blut. Bei Bakterien ist es genauso.

Pilzerkrankungen – langwierig und schwer festzustellen

Pilzerkrankungen der inneren Organe sind in der Regel nicht akut, sondern verursachen über längere Zeit unklare Symptome ganz verschiedener Art: Müdigkeit, Blähungen, Verdauungsbeschwerden u. a. Solche Krankheiten können sich also eine geraume Weile als Beschwerden »tarnen«, die mit einer Pilzinfektion auf den ersten Blick nichts zu tun haben. Gewöhnlich werden sie erst dann aufgespürt, wenn alle anderen Möglichkeiten ausgeschöpft sind.

- Gegen Bakterien und Viruserkrankungen können wir am besten vorbeugen, indem wir Haut und Schleimhaut pflegen.
- Gegen Pilzerkrankungen allerdings muß hauptsächlich das Immunsystem aufgerüstet werden.

TIP:
Bleiben Sie zu Hause, wenn die Erkältung beginnt, und helfen Sie so, die Infektionsketten zu durchbrechen! Wenn Sie das nicht können, niesen oder husten Sie andere Menschen nicht an. Sie selber sind der einzige, der weiß, ob bei Ihnen eine Erkältungskrankheit beginnt.

Mit eigener Kraft wehren

Keiner kann die Schlachten beobachten, die im Körper toben, wenn Bakterien und Viren eingedrungen sind – aber spüren kann man sie. Manche von den beteiligten Immunzellen schütten nämlich auch Stoffe aus, die dem Wärmezentrum im Gehirn befehlen: Temperatur erhöhen! Im Sinne des Befreiungsschlages gegen die Infektionserreger ist dies sehr zweckmäßig, denn Fieber und Müdigkeit lassen uns ins Bett stolpern – und die Ruhe hilft dem Immunsystem bei der Arbeit.

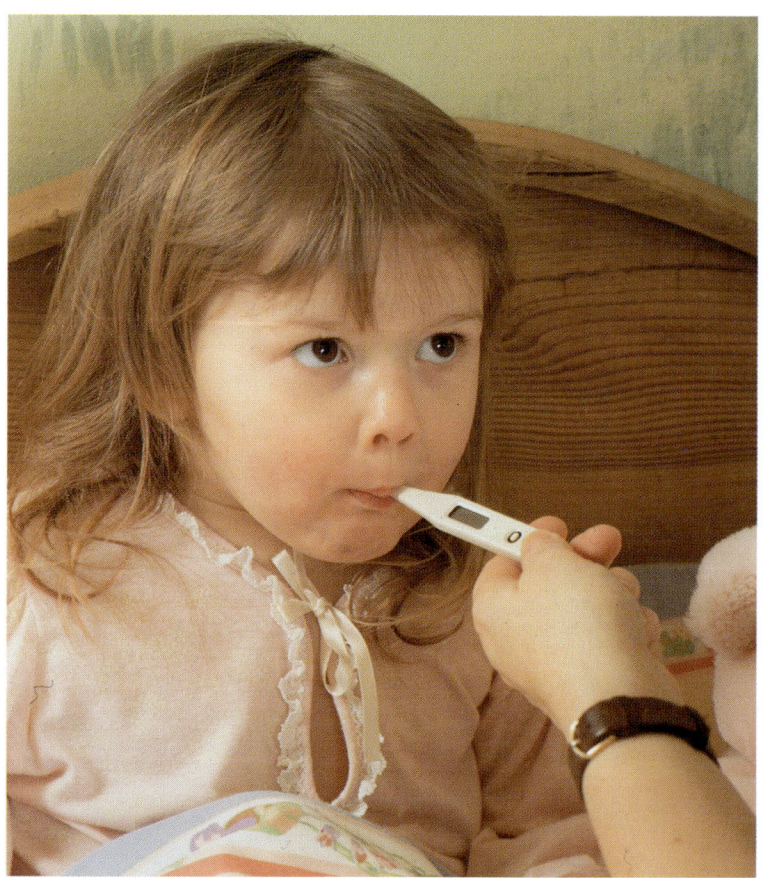

Wenn bei einer Infektion Fieber auftritt, ist das ein Beleg dafür, daß das Immunsystem mobil gemacht hat und die Eindringlinge bekämpft.

Bettruhe bei Infektionen

Bettruhe ist bei den meisten banalen Infektionen, also denen der Atemwege und des Magens und Darms, das erste und einfachste Hilfsmittel. Gönnen Sie sich Ruhe!
Trinken Sie dabei viel, um die Nieren bei ihrer Entgiftungsarbeit zu unterstützen! Außerdem kann die zusätzliche Flüssigkeit beim grippalen Infekt helfen, den Schleim zu verflüssigen, der Nase und Bronchien verstopft.

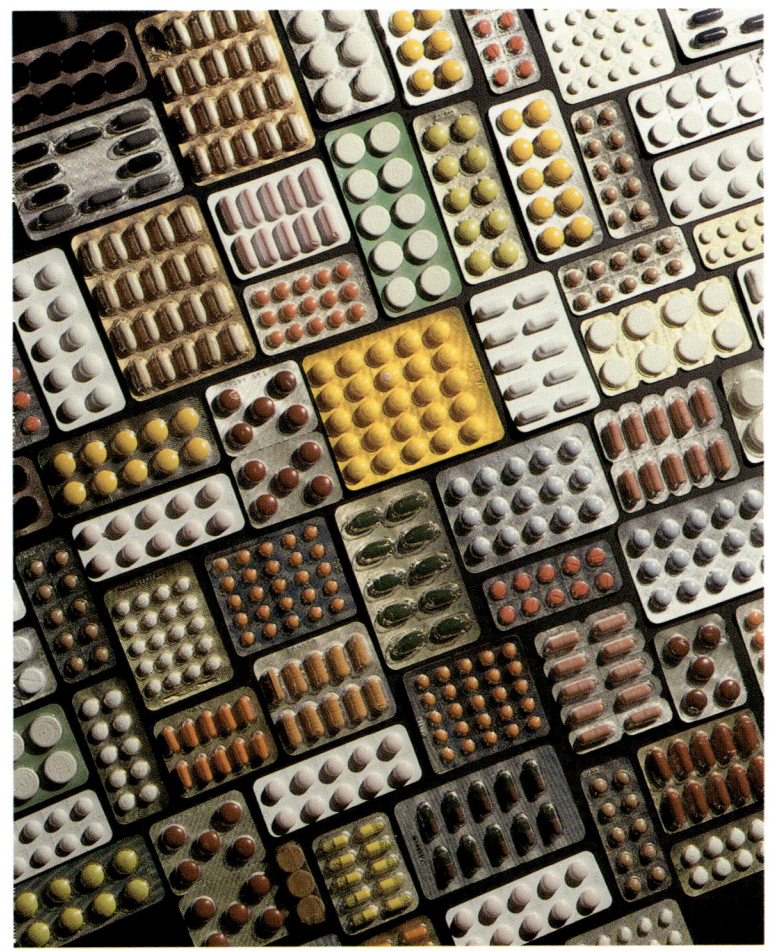

Bei kleineren Infektionen sind Medikamente wenig hilfreich. Bettruhe und viel zu trinken ist in der Regel sinnvoller.

Fieber kann helfen!

Versuchen Sie nicht, das Fieber mit Gewalt zu unterdrücken. Denn nicht das Fieber ist die Krankheit, sondern die Infektion. Das Fieber beweist, daß die Immunzellen arbeiten; außerdem trägt es zur Schädigung der Krankheitserreger bei, die meist sehr hitzeempfindlich sind.

Fieber natürlich senken

TIP:
Steigt das Fieber auf über 39° C, dann sollten Sie Wadenwickel machen.

Sollte allerdings das Fieber so hoch werden, daß es selber Folgen nach sich zieht – wie zu starke Kreislaufbelastung, Erbrechen oder Fieberkrämpfe – muß man es senken.
Schonend macht man dies mit Wadenwickeln, die genauso effektvoll sind wie Medikamente, aber keine Nebenwirkungen haben.
So wird's gemacht:
Beide Beine vom Knie bis zu den Fersen mit einem naßkalten Tuch umhüllen, darüber ein trockenes Handtuch. Wechseln Sie die Tücher aus, wenn sie warm sind.
In der Regel ist die Temperatur nach spätestens einer halben Stunde merklich gesunken. Wenn sie hartnäckig oben bleibt oder überhaupt beängstigend hoch ist, sollten Sie einen Arzt zuziehen.

Antibiotika und das Immunsystem

TIP:
Überlegen Sie genau, ob Sie Antibiotika brauchen! Unterstützen Sie eine notwendige Antibiotika-Therapie auf alle Fälle mit viel Vitamin C!

Durch Antibiotika kann das Immunsystem gedämpft werden. Diese nachteilige Wirkung kann man durch hohe Dosen von Vitamin C auffangen.
Vitamin C ist also doppelt wichtig, denn beim ersten Bakterien-Streßalarm ist der Vitamin-C-Speicher in den Nebennieren ja bereits geleert worden. Essen Sie deshalb während einer Therapie mit Antibiotika viel frisches Obst und Gemüse!

Da jede antibiotische Therapie die Gefahr mit sich bringt, daß weitere Bakterienstämme resistent werden, sollte man sich auf Antibiotika nur einlassen, wenn es wirklich notwendig ist. Wenn es das Unglück will, könnten Sie auch allergisch gegen Antibiotika werden und sich selber eine spätere lebensnotwendige Behandlung verbauen! Zudem könnten Sie anfällig für Pilzinfektionen werden.

- Verlangen Sie deshalb nicht sofort nach Antibiotika. Setzen Sie Ihren Arzt nicht mit dem Arbeitsplatzargument unter Druck.
- Wenn Ihr Arzt Ihnen bei Infektionen sofort Antibiotika verordnet, fragen Sie ihn, ob nicht ein harmloseres Mittel ausreicht.

Gegen Viren hilft nur das Immunsystem

Viren kann man nicht mit Antibiotika bekämpfen. Auch viruswirksame Chemotherapeutika gibt es bisher nur wenige, und zudem wendet man sie wegen der Nebenwirkungen bei banalen Infekten nicht an.
Überhaupt läßt sich das Virus innerhalb der Zellen nicht abtöten – allenfalls läßt sich eine Vermehrung stoppen. Die Hauptarbeit bei einer Virusinfektion muß deshalb Ihr Immunsystem verrichten. Der Arzt kann es nur unterstützen.

Ernährungsumstellung gegen Pilzinfektion

Gegen Pilze gibt es einige Mittel, die allerdings etliche Nebenwirkungen haben können. Sofern Ihre Pilzinfektion nicht von einer krankheitsbedingten schweren Schädigung des Immunsystems herrührt, ist die beste Therapie eine Nahrungsumstellung. Weitere Informationen erhalten Sie im Ratgeber »Heildiät gegen Pilze im Körper« (Südwest Verlag).

Antibiotika haben den Nachteil, daß sie Bakterienstämme resistent machen können. Zudem können sie Allergien bei manchen Patienten auslösen, die dann nicht mehr mit Antibiotika behandelt werden können.

TIP:
Wenden Sie bei Virusinfektionen die passenden immunstarken Strategien an (Schlaf, Streßfreiheit, Vitamine), und meiden Sie jetzt alles, was das Immunsystem zusätzlich belasten könnte.

Schutz durch Impfung

Der Mensch kann die Natur längst nicht in allen Dingen imitieren und sie schon gar nicht übertreffen. Aber dem Immunsystem gegen Viren und Bakterien zu helfen, hat er seit langem gelernt – durch Impfungen.

Eine Impfung ist eine vorbeugende Schutzmaßnahme gegen gefährliche Virus- oder Bakterieninfektionen. Sie beruht darauf, daß das Immunsystem Antikörper entwickelt, wenn es Kontakt mit Bakterien und Viren bekommt – auch wenn diese nur in kleinen Mengen auftauchen.

Impfungen schützen zuverlässig vor einer ganzen Reihe gefährlicher Krankheiten.

Damit die eingesetzten Bakterien oder Viren den Impfling nicht krank machen, werden sie geschwächt oder abgetötet. Zwar wird der beste Schutz erreicht, wenn der Erreger lebt und sich vermehrt, denn das bedeutet, daß der Lernprozeß des Immunsystems einige Zeit anhalten kann. Es gibt aber auch Keime, die so gefährlich sind, daß sie abgetötet werden müssen, wie zum Beispiel Pest- oder Cholerabakterien. Leider ist der immunisierende Effekt dann weniger groß, deshalb müssen solche Impfungen in Abständen aufgefrischt werden.

Impfschutz – lebenslang oder kurzfristig

Gegen viele Viruserkrankungen sowie gegen die Wirkung von Bakteriengiften gibt es guten, unproblematischen Impfschutz – lebenslangen z. B. gegen Masern, langdauernden gegen Gelbfieber, Poliomyelitis, Mumps, Röteln, Diphtherie oder Tetanus.

Gegen viele durch Bakterien ausgelöste Krankheiten hält der Impfschutz allerdings nur kurzfristig an.

Gegen die Bakterien selbst schützt die Impfung – sofern sie überhaupt möglich ist – häufig nur kurz, z. B. gegen Typhus, Pest, Cholera und Keuchhusten.

Es gibt also keinen Grund zu dem Glauben, Bakterien und Viren seien prinzipiell beherrschbar. Sie sind es nicht – wir erfahren es leider immer öfter.

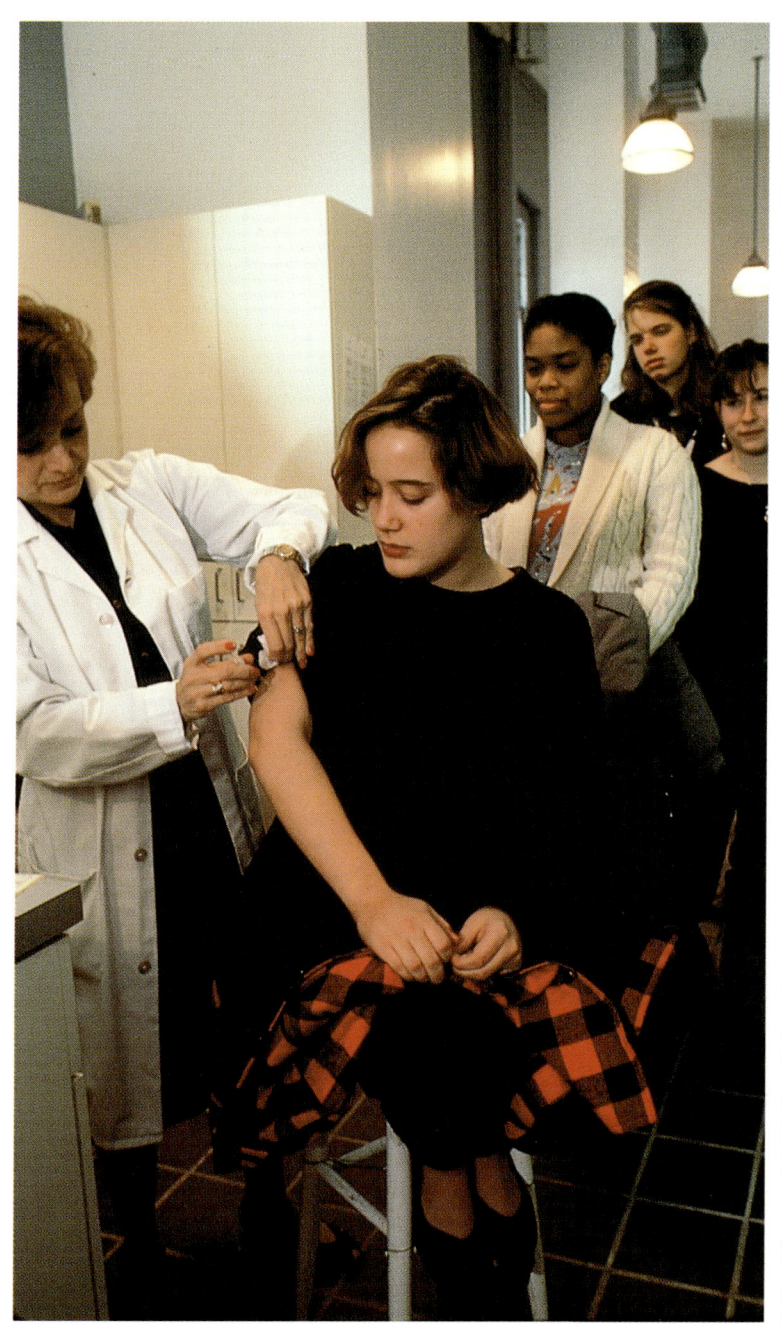

Die Impfung ist der sicherste Schutz vor Infektionen, den wir kennen. Da die modernen Impfstoffe zudem gut verträglich sind, gibt es kaum einen Grund, die empfohlenen Routine-Impfungen nicht mitzumachen.

Impfkalender

In Deutschland gibt es für Impfungen die Empfehlungen der ständigen Impfkommission. Sie gelten als Regel; wenn Sie Bedenken haben, besprechen Sie sich mit Ihrem Arzt.
Da die meisten Impfungen im Kindesalter vorgenommen werden, sollten Sie vor allem bei Ihren Sprößlingen einen genauen Kalender führen.

Wann kann oder sollte welche Impfung vorgenommen werden?	
Diphtherie/Keuchhusten/Tetanus	ab dem 3. Lebensmonat 3mal im Abstand von 4 Wochen ab dem 15. Lebensmonat 1mal
Diphtherie/Tetanus	ab dem 6. Lebensjahr 1mal
Diphtherie/Tetanus (Erwachsenenimpfstoff)	11. – 15. Lebensjahr
Diphtherie/Tetanus	alle 10 Jahre
Hämophilus influenzae B	ab dem 3. Lebensmonat 2mal im Abstand von 6 Wochen ab dem 15. Lebensmonat 1mal
Poliomyelitis	ab dem 3. Lebensmonat 2mal Schluckimpfung im Abstand von 6 Wochen ab dem 15. Lebensmonat 1mal Schluckimpfung ab dem 10. Lebensjahr 1mal Schluckimpfung alle 10 Jahre 1mal Schluckimpfung
Masern/Mumps/Röteln	ab dem 15. Lebensmonat 1mal ab dem 6. Lebensjahr 1mal
Röteln	11. – 15. Lebensjahr

ERKRANKUNG/PROBLEM	DURCHFÜHRBARE IMPFUNGEN
Hirnschädigung/Epilepsie	alle; Keuchhusten risikobehaftet
Immunsuppression	alle, außer Polio und Tuberkulose
HIV-Infektion	alle, außer Tuberkulose
Frühgeborene	alle

Impfungen bei besonderem Risiko

Früher wurden bei Krankheiten viele Ausnahmen in der Impfroutine gemacht. Heute ist dies allgemein nicht mehr nötig, weil die Impfstoffe sehr viel verträglicher geworden sind.

Über die angeführten Impfungen hinaus gibt es weitere, die bei Bedarf, z. B. bei längerem Auslandsaufenthalt, sinnvoll sein könnten.

Lassen Sie sich von Ihrem Arzt oder im Gesundheitsamt beraten, wenn Sie das Gefühl haben, besonderer Gefahr ausgesetzt zu sein.

Seit die Impfstoffe immer verträglicher geworden sind, gibt es kaum noch Gründe, auf Impfungen zu verzichten, die eventuell lebensrettend sein können.

Als allgemeine Faustregel bei der Bekämpfung von Infektionen gilt:

Bei Virusinfektionen:
- Fit gegen Viren: durch Impfung.
- Behandlung von Viruserkrankungen: schwierig.

Bei Bakterieninfektionen:
- Fit gegen Bakterien: durch Stärkung des Immunsystems.
- Behandlung von Bakterienerkrankungen: einfach.

Impfschutz ist möglich gegen

- Cholera (etwa 1/2 Jahr Immunschutz)
- Diphtherie
- Frühsommermeningoenzephalitis (FSME)
- Grippe, echte Virusgrippe, Influenza
- Hepatitis A und B (Leberentzündung)
- Meningokokkenmeningitis (eitrige Hirnhautentzündung)
- Mumps, Masern, Röteln
- Q-Fieber
- Tollwut
- Tuberkulose

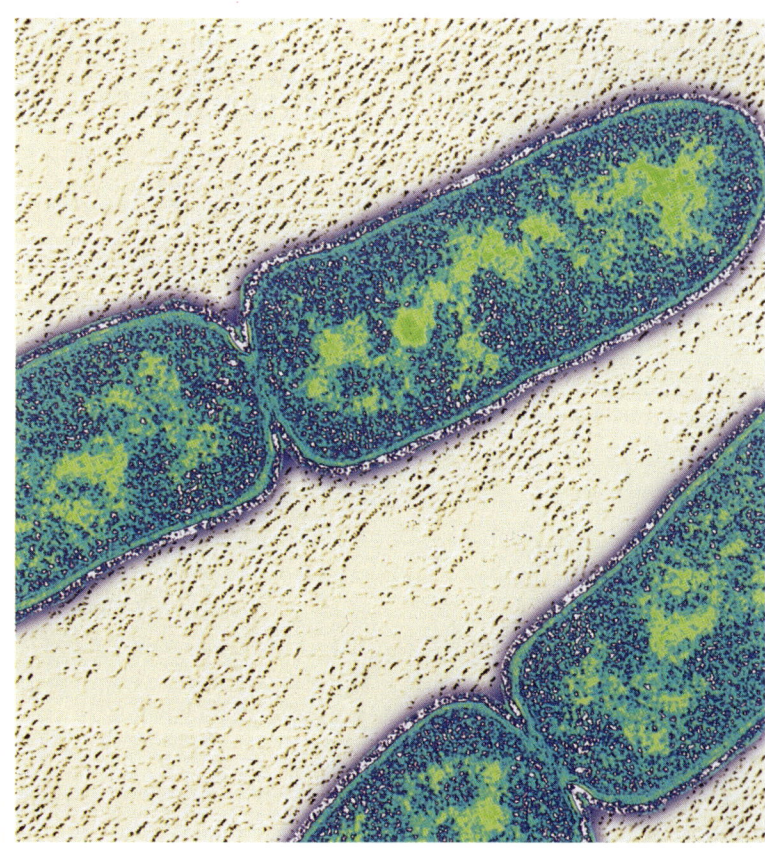

Das Tuberkulose-Bakterium unter dem Elektronen-Mikroskop. Gegen diese wie gegen eine ganze Reihe anderer schwerer Erkrankungen gibt es heute wirkungsvolle Impfstoffe...

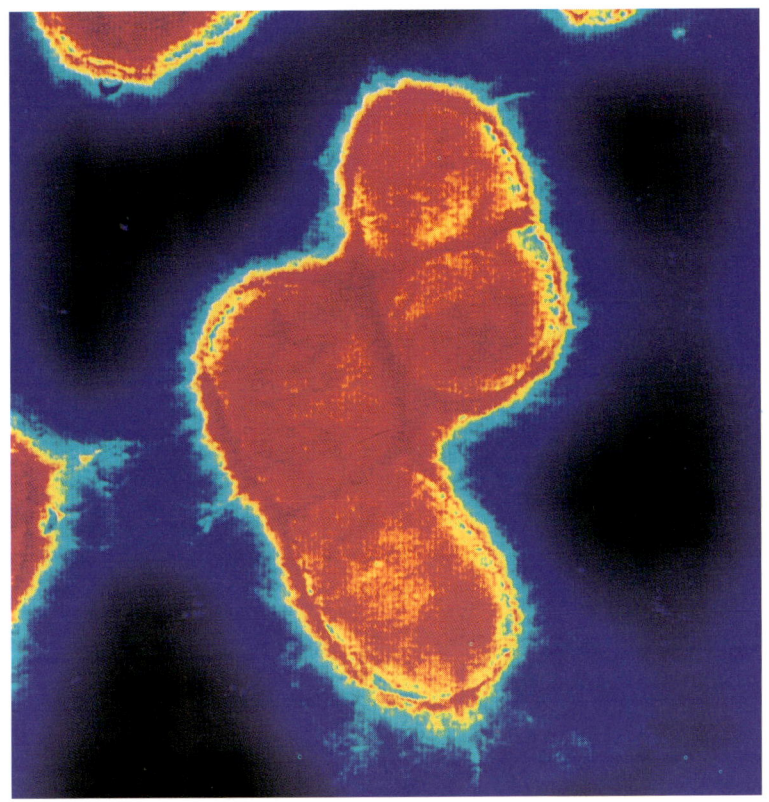

…Die Liste der Krankheiten aber, gegen die man noch kein Mittel weiß, ist deutlich länger. Dazu gehören Durchfall-erkrankungen, die durch solche Kolibakterien verursacht werden.

Impfschutz ist nicht möglich gegen

- Aids
- Angina
- Borreliose, Läuse- und Zeckenrückfallfieber
- Lyme-Borreliose (Impfstoff in Entwicklung)
- Botulismus (Lebensmittelvergiftung durch Clostridien)
- Chronisches Müdigkeitssyndrom (CFS)
- Creutzfeldt-Jakob-Erkrankung
- Durchfallerkrankungen (außer Cholera)
- Gonorrhoe (Tripper)
- Grippaler Infekt, Parainfluenza, Schnupfen
- Herpes, Gürtelrose

- Karies
- Legionärskrankheit
- Leptospirose (Weilsche Krankheit)
- Listeriose
- Magengeschwür durch Bakterien (Impfstoff in Entwicklung)
- Nekrotisierende Fasciitis (»Killerbakterien«)
- Nierenversagen durch Hantafieber
- Ornithose, Psittacose, Papageienkrankheit
- Pilzerkrankungen
- Rotlauf des Menschen
- Salmonellose
- Scharlach (Impfstoff in Entwicklung)
- Septischen Schock
- Sommergrippe
- Syphilis (Lues, Harter Schanker)
- Weichen Schanker (Ulcus molle)

TIP:
Auch bei Erwachsenen muß regelmäßig der Impfschutz aufgefrischt werden. Überprüfen Sie, ob Ihr Impfschutz gegen Kinderlähmung und Starrkrampf noch besteht. Lassen Sie sich erneut gegen Diphtherie impfen.

Es bleibt festzustellen, daß Impfungen das beste Mittel der Krankheitsvorsorge sind. Sie sind hochwirksam und belasten den Organismus kaum.

TIP:
Erinnern Sie ruhig einmal auch Freunde und Bekannte an die Wichtigkeit von Impfungen.

Es gibt eine ganze Reihe von Standardimpfungen, die möglichst viele Bürger erhalten sollten. Der Impfschutz für alle – auch für Nichtgeimpfte – ist größer, je mehr Menschen geimpft sind. Viele Geimpfte schützen automatisch kleine Inseln von Nichtgeimpften in ihrer Mitte. Die Gefahr, daß sich eine lokale Epidemie entwickelt, besteht erst dann, wenn diese Inseln zu groß werden.

Einen Bogen um Infektionserreger machen

Die meisten Erreger, die schwere Krankheiten verursachen, kann man überlisten. Sie sollten aber auch den banalen Infekterregern aus dem Wege gehen, denn der einzige

Gewinn, der sich aus ihrem Kampf mit dem Immunsystem ergibt, ist die Abwehr der Krankheit, die man auch hätte vermeiden können. Man darf nicht dem Irrtum erliegen, daß das Immunsystem beim Erwachsenen immer stärker würde, je mehr Infekte es bekämpft hat.

● Die beste Strategie gegen Infekte ist, sie zu meiden!

Alltägliche und besondere Risiken

Fast alle Infektionserreger gelangen von außen an den Menschen heran.
Meiden Sie deshalb möglichst eine Umgebung, in der sich Krankheitserreger befinden könnten: Menschenansammlungen im Herbst zur Grippe- und Erkältungszeit (Risiko: Schnupfen, Influenza, grippaler Infekt) und Gewässer, die mit Badeverbot belegt sind (Risiko: Durchfallerkrankungen, Lungenentzündungen, schwere Hautinfektionen, in Tropen auch Würmer oder Blutegel mit z. B. HIV-Infektion).
Meiden Sie auch Eierspeisen, Hähnchen und nicht einwandfreie Mayonnaise während einer Hitzewelle (Risiko: Salmonellose), unterlassen Sie Reisen in Seuchengebiete (Risiko: Cholera, Malaria, Diphtherie, Hirnhautentzündung, Pest), und nehmen Sie keine ungekochten Speisen und nicht abgekochtes Wasser in warmen oder tropischen Gebieten zu sich (Risiko: Ruhr, Typhus, Hepatitis).

Stechende Insekten

In Mitteleuropa gibt es zum Glück nicht allzu viele Tiere, die Krankheiten direkt übertragen können.
Die fliegenähnliche Kriebelmücke verspritzt ein Gift, das beim Menschen vereinzelt zu allergischen Reaktionen führen kann. Die Mücke lebt an Fließgewässern in vielen Gegenden Deutschlands.

Normalerweise kann man auch schwere Krankheiten leicht vermeiden, indem man ihren Erregern ausweicht.

TIP:
Meiden Sie Menschenansammlungen im Herbst, verschmutzte Gewässer und Reisen in Seuchengebiete!

65

TIP:

*Entfernen Sie Zecken
unbedingt innerhalb
der ersten 2 Stunden nach
dem Stich! Erst nach
Ablauf dieser Frist werden
Ihnen die Borrelien-
Bakterien gefährlich.
Nehmen Sie es in Kauf,
wenn Sie die Zecke nicht
vollständig entfernen können:
Eine kleine Entzündung
ist harmlos im Vergleich
zur Borreliose.*

Zecken, die Gefahr in Waldgebieten!

Gefährlicher sind Zecken, hauptsächlich der Holzbock, der die Frühsommermeningoenzephalitis (FSME) bzw. die Lyme-Borreliose übertragen kann. Die Lyme-Borreliose tritt wesentlich häufiger auf als die FSME; im Gegensatz zur FSME kann gegen sie nicht geimpft werden.

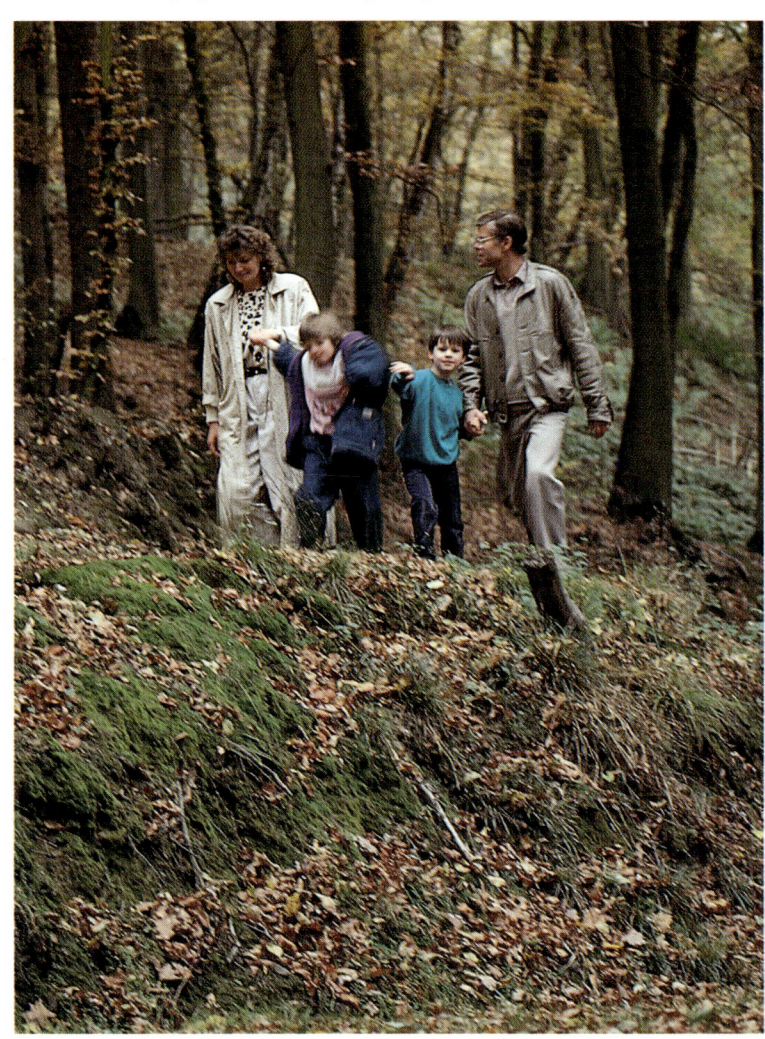

*Beim Waldspaziergang,
vor allem im Unterholz,
kann man sich leicht
eine Zecke einfangen.
Sicher ist man
in Nord- und Westeuropa.*

Zecken holt man sich in Waldgebieten, z. B. in Ostbayern, vor allem aber in Südosteuropa und Österreich. Die Zecke sollte in jedem Fall schnellstens entfernt werden, da nach zwei Stunden die Borrelien-Bakterien gefährlich werden.
Wenn die Zecke mit FSME-Viren infiziert ist, nützt hingegen das Entfernen nichts mehr; sofern bekannt ist, daß die Hirnhautentzündung in der Gegend vorkommt, können Sie sich jedoch bis zu drei Tagen nach dem Stich mit Immunglobulinen behandeln lassen. Diese Therapie ist eine gute Alternative zur vorbeugenden, jedoch nicht unumstrittenen Impfung.

Gefahr durch Taubenzecken

Zeckenrückfallfieber wird durch die Taubenzecke übertragen. Taubenzecken leben in Taubenschlägen, Ritzen auf Dachböden usw. Sie gehen nachts auf Jagd und stechen auch den Menschen, vor allem, wenn der Taubenschlag längst geleert wurde. In letzter Zeit häufen sich auch die Taubenzeckenallergien.

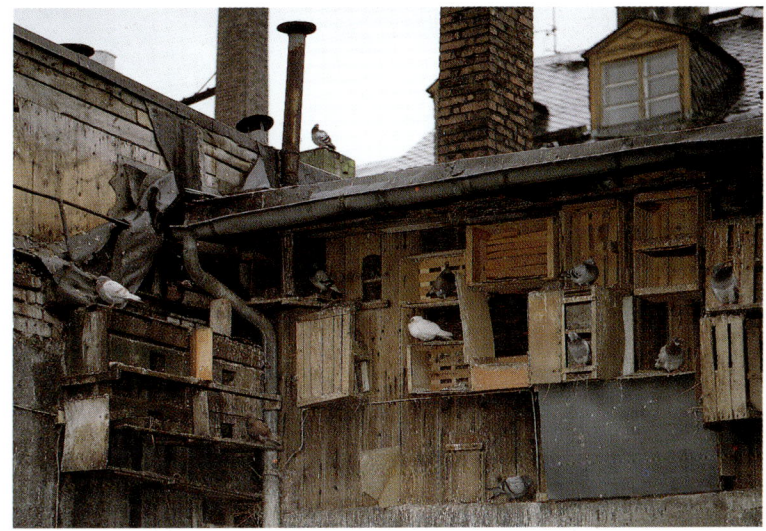

In solchen Taubenschlag-Idyllen lauern Taubenzecken, die das Zeckenrückfallfieber übertragen und Allergien auslösen.

Tip:

Sollte Ihr Kind Läuse aus Kindergarten oder Schule mitbringen, gehen Sie beim Auftragen des Läuse-Shampoos behutsam vor. Die Gefahr der Infektion ist dann geringer.

Sorgen Sie dafür, daß die Taubenzecken entfernt werden. Wenn Sie eine Ihnen nicht erklärliche Allergie haben, könnte sie (auch ohne Rückfallfieber) von Taubenzecken herrühren. Die Allergie kann mit einem neuartigen Test diagnostiziert werden.

Die gleiche Borreliose, als Läuserückfallfieber bezeichnet, wird auch durch Läuse übertragen. Diese ist aber in Mitteleuropa eher selten.

- Weichen Sie den Gefahren durch stechende Insekten aus, indem Sie insektenabweisende Mittel anwenden; Lavendel-, Lorbeer- und Zitronellöl hält Insekten einige Stunden ab.
- Säuglinge und Kleinkinder schützt man besser durch Moskitonetze.
- Wurden Sie trotz der Vorsichtsmaßnahmen gestochen, betupfen Sie die Stichstelle mit Speichel.

Infektiöse Stäube

Tip:

Halten Sie Ihre Kinder vom Abenteuerspiel in Scheunen o.ä. ab, wenn eine Hantafieber-Infektion in Ihrer Gegend vorkommt.

Es gibt auch in Mitteleuropa einige Bakterien, Viren und Pilze, die durch Staub übertragen werden können. Man kann ihnen ausweichen, vorausgesetzt, man kennt die Gefahren, die hier drohen.

Das Hantafieber-Virus wird hauptsächlich durch staubenden Mäuse- und Wanderrattenkot übertragen. Der Erreger breitet sich zunehmend in Deutschland aus, besonders in »Mäusejahren«. Er verursacht grippale Erscheinungen, hohes Fieber und Nierenentzündungen.

Nagetiere können Tularämie übertragen ...

Die Tularämie ist eine bakterielle Erkrankung, die durch Nagetiere übertragen wird. Sie können sie einfach umgehen, indem Sie sich als Tourist in Osteuropa und Österreich von großräumigen, staubenden Erntearbeiten fernhalten – nur dort sind Sie gefährdet.

… Nutztiere das Q-Fieber …

Wesentlich größer ist die Ansteckungsgefahr beim Q-Fieber. Südlich der Mainlinie lebende Schafe, Ziegen und Rinder können durch eine Zecke mit den Bakterien infiziert werden, der Mensch durch Staub, der von den Tieren kommt. Diese Lungenentzündung kann man sich z. B. in der Tierklinik zuziehen, wo kranke Tiere behandelt werden, aber auch an der Tankstelle neben dem Tiertransporter.

TIP:
Atmen Sie bei frisch gekauften Ziervögeln keinesfalls den Käfigstaub ein!

… Vögel die Papageienkrankheit

Eine andere Form der Lungenentzündung wird durch den Kontakt mit ornithosekranken Vögeln (Papageienkrankheit) übertragen.
Vor allem wenn Sie ein geschwächtes Immunsystem haben, müssen Sie Staub von tropischen Hölzern, z. B. als Sägestaub, und von Vogelmist, z. B. von Tauben, meiden. Sie könnten sich auf diesem Weg die Pilzerkrankung Kryptokokkose zuziehen.
Die Newcastle-Disease des Geflügels kann auch dem Menschen eine Bindehautentzündung oder grippale Erscheinungen durch das Virus eintragen.

TIP:
Meiden Sie die Umgebung von Geflügelfarmen, wenn der Zeitung zu entnehmen ist, daß die Seuche »Newcastle-Disease« umgeht!

Intensivmedizin – kritisch betrachtet

Besonderer Infektionsgefahr ist paradoxerweise der Mensch ausgesetzt, der sich im Krankenhaus einem Eingriff unterziehen muß. In der Intensivmedizin lauern Gefahren, die zum Glück nicht sehr häufig sind, denen man sich andererseits aber kaum entziehen kann.

Sollten Sie sich einer planbaren Operation unterziehen müssen, können Sie als Vorsichtsmaßnahme eine Blutkonserve aus Eigenblut herstellen lassen. Dadurch ist eine Verunreinigung mit Krankheitserregern weitgehend ausgeschlossen.

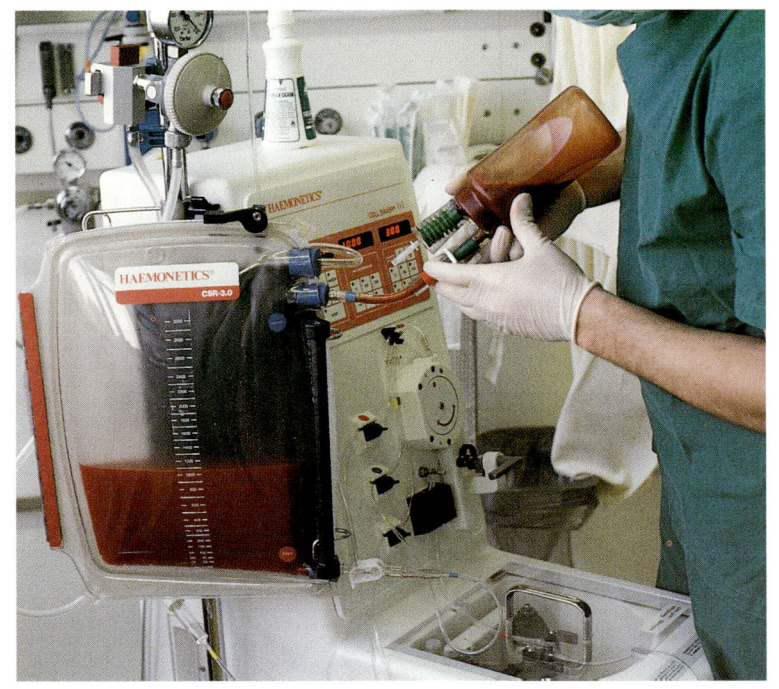

Durch nicht ausreichend gereinigte Blut- und Organpräparate wurden in den letzten Jahren ansteckende Leberentzündung, Gelbfieber und Aids fahrlässig übertragen. Ohne schuldhaftes Verhalten – weil weder diagnostizierbar noch durch Sterilisierung entfernbar – wurden Patienten über Implantate und Operationsbestecke auch mit der tödlichen Creutzfeldt-Jakob-Krankheit (CJD) infiziert.

Besonderes Aufsehen haben Fälle von Aids-Infektionen durch Blutkonserven erregt. Daß sich Erreger in den Blutspenden befinden konnten, war bekannt, dennoch sind die Verantwortlichen untätig geblieben. Die Gewinnmöglichkeiten bei Blut- und Organspenden sind so gewaltig, daß auch weiterhin eine unkontrollierbare Grauzone existieren wird, innerhalb derer die Blut- und Organmafia ihr tödliches Handwerk ausüben wird. Hundertprozentige Sicherheit wird es hier wohl nie geben.

Auf Dauer wird nur eine selbstbewußte und kritische Haltung des Patienten die Sorgfalt der Hersteller steigern können.

Sehr problematisch ist das Risiko der Infektion mit dem Erreger der tödlichen Creutzfeldt-Jakob-Krankheit. Derzeit läßt er sich weder im Blutspender noch im gespendeten Blut nachweisen.

Daß das Risiko real ist, beweist die Tatsache, daß im November 1994 mehrere tausend japanische Empfänger einer bestimmten Charge von Blutkonserven gesucht wurden, nachdem einer der Spender an der Krankheit gestorben war.

Vorsorge auf Reisen

Gegen manche Krankheiten, die bei uns keine Rolle spielen, aber in fremden Ländern vorkommen, kann man durch rechtzeitige Impfungen vorsorgen. Gegenüber anderen reicht u.U. schon bewußtes Verhalten.

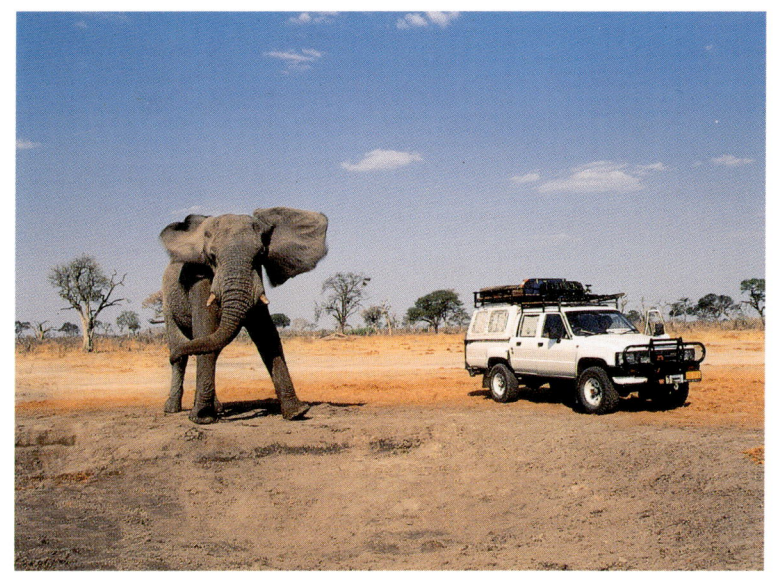

Die sorgfältigste Vorbereitung bei Reisen – vor allem bei Fernreisen – sollte dem Schutz der Gesundheit dienen.

Hepatitis A	Tritt auf:	Im Süden Europas und in anderen warmen Ländern
	Infektion durch:	Verunreinigte Lebensmittel
	Vorbeugung:	Nur Gekochtes essen
	Impfung:	2mal Grundimmunisierung; Nachimpfung nach 1/2 bis 1 Jahr
Diphtherie	Tritt auf:	In Rußland und den angrenzenden Ländern
	Infektion durch:	Kontakt im Gedränge von Flughäfen und Bahnhöfen
	Gefährdet:	Menschen mit geschwächter Immunabwehr gegen Diphtherie
	Impfung:	Vor Reiseantritt
Reisediarrhoe (Reisedurchfall)	Tritt auf:	Überall
	Infektion durch:	Verschmutzte und nicht genügend erhitzte Lebensmittel
	Vorbeugung:	Einnahme des Hefepilzes Saccharomyces boulardii (Perenterol)
	Impfung:	Noch nicht möglich
Hepatitis B	Tritt auf:	In Südostasien, Südamerika sowie Zentral- und Südafrika
	Infektion durch:	Kontakt mit infiziertem Blut
	Impfung:	Vor Antritt zumindest von längeren Reisen
Typhus	Tritt auf:	In Südamerika, Südostasien, Afrika sowie Ungarn, Rußland, Türkei
	Impfung:	Empfiehlt sich. Der Impfschutz währt 3 bis 5 Jahre
Gelbfieber	Tritt auf:	Sporadisch in unterschiedlichsten Ländern. Vor Reise erkundigen
	Impfung:	In manchen Ländern für Reisende aus Gelbfieberländern vorgeschrieben
Pest	Tritt auf:	Zuletzt in Indien, auf Madagaskar
	Vorbeugung:	Für den Notfall ein Antibiotikum mitnehmen
Tuberkulose	Tritt auf:	Überall in Armutsnischen, also auch in Deutschland, z. B. unter Obdachlosen
	Vorbeugung:	Vermeiden, direkt angehustet zu werden

Die Cholera kann überall dort auftreten, wo keine funktionierende Wasserversorgung und Abwasserbeseitigung existiert. Falls man sich unterwegs infiziert hat, kann man prinzipiell überall leicht geheilt werden, wo die entsprechenden Medikamente vorhanden sind.

- Überprüfen Sie über diese besonderen Gefahren hinaus, ob Ihre Regelimpfungen aufgefrischt werden müssen: Polio, Tetanus; eventuell ist auch ein Schutz gegen Frühsommermeningoenzephalitis (FSME) sinnvoll.

Cholera kann zwar theoretisch überall auftreten, ist aber heutzutage problemlos zu behandeln.

Kritisch sein beim Lebensmittelkauf

Kein Mediziner kann abschätzen, welche Wirkung die Gesamtheit aller lebensmitteltechnischen Zusatzstoffe, der Rückstände von Medikamenten, verschiedener Konservierungsmethoden und in Lebensmitteln enthaltene Krankheitserreger auf unser Immunsystem hat. Daß sie sich aber auswirken, steht außer Zweifel! Es gibt daher nur eine sinnvolle Konsequenz:

- Meiden Sie Zusatzstoffe, wo immer es möglich ist!

Antibiotika

Alle Tiere, die zur Fleischgewinnung in Massentierhaltung gehalten werden, wie Kälber, Schweine, Puten, Hühner, Hähnchen und Karpfen, bekommen Antibiotika gegen Infekte, zur Steigerung der Mastleistung und zum Einsparen von Futter.
Nur ein Teil der Antibiotika wird ausgeschieden, der Rest verbleibt in Fleisch, Eiern oder Milch. Bis zum Schlachten, zum Milch- oder Eiverkauf muß eigentlich eine Wartezeit eingehalten werden, aber sie wird oft umgangen, um das

Rückstände von Antibiotika sind heute in fast allen Fleischsorten zu finden.

Fleisch möglichst schnell – und damit gewinnbringender – auf den Markt zu bringen.

Solche Futter-Antibiotika sind wahrscheinlich mitschuldig an den zunehmenden Resistenzen vieler Bakterienarten, an unseren Allergien gegen bestimmte Antibiotika, vielleicht auch an den zunehmenden Pilzerkrankungen.

● Leider ist es nicht möglich, den Rückständen von Antibiotika grundsätzlich auszuweichen.

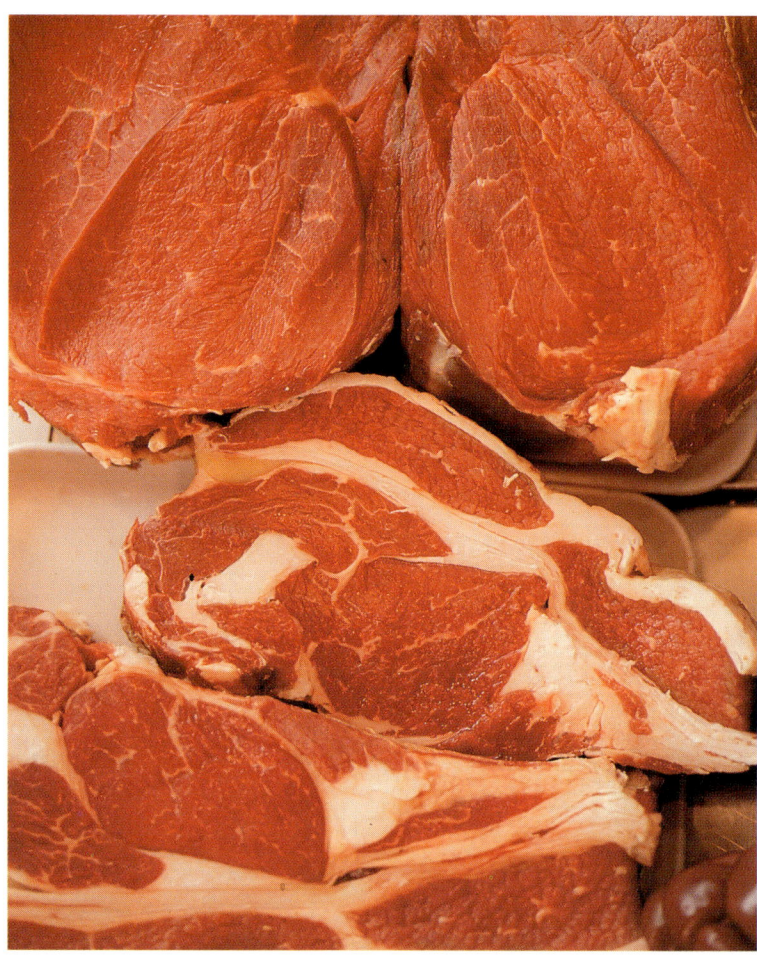

Wenn Sie Tierarzneimittel vermeiden wollen, müssen Sie Ihren Fleischkonsum drastisch reduzieren. Zumindest sollten Sie auf Nackenstücke und Hinterschinken verzichten, wo Transportberuhigungsmittel, Hormone, Betablocker u. a. injiziert werden.

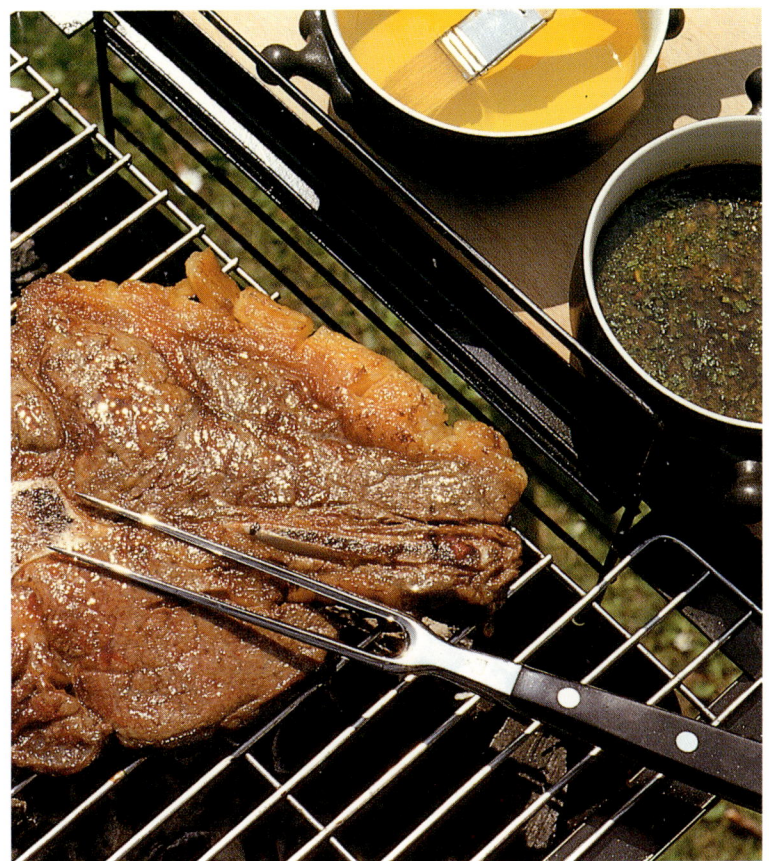

Die Grillparty kann ein gefährliches Vergnügen sein. Die leckere, dunkle Kruste kann, besonders bei gepökeltem Fleisch, krebserregende Stoffe enthalten!

Konservierung

Die Konservierung durch Bestrahlung ist in Deutschland derzeit noch verboten. Bei importierten Lebensmitteln sind jedoch keine Kontrollen möglich.

Bestrahlt wird mit radioaktiven Isotopen wie Cobalt 60 oder Caesium 137. Dabei entsteht u. a. das Zellgift Wasserstoffperoxid. Außerdem spalten sich sehr reaktionsfreudige Radikale ab, von denen ganz unbekannt ist, was sie im Lebensmittel bzw. im menschlichen Körper alles anrichten können.

Kritische Wissenschaftler befürchten, daß die Bestrahlung hauptsächlich dazu dienen könnte, um infiziertes Fleisch nachträglich »verkehrsfähig« zu machen.

Die Debatte über bestrahltes Fleisch ist noch im Gange. Besonders durch die europäische Einigung könnte auf den Verbraucher in Deutschland noch einiges zukommen. Erfahrungsgemäß einigt man sich hier auf den kleinsten gemeinsamen Nenner – und der ist in der Regel der verbraucherfeindlichste.

> **Die europäische Einigung wird uns – neben geöffneten Grenzen – leider auch bestrahlte Lebensmittel bescheren.**

- Versuchen Sie deshalb, sich in die Diskussion einzuschalten: Nehmen Sie über Leserbriefe in Zeitungen, über Landtags- und Bundestagsabgeordnete, Verbraucherorganisationen etc. Einfluß!

TIP:
Grillen Sie niemals gepökelte Fleisch- und Wurstwaren! Hitze, Fett und Grillkohle machen aus Pökelware eine krebserregende Explosivmischung.

Pökelfleisch – Vorsicht, Nitrosamine!

Ein anderes Verfahren, das dem Immunsystem viel abverlangt, ist das Pökeln. Die dem Fleisch zugefügten Nitrite können sich in die krebserregenden Nitrosamine umwandeln. Solche Verbindungen bilden sich besonders leicht unter Hitzeeinwirkung.

Infektionserreger in den Nahrungsmitteln

Salmonellosen nehmen in besorgniserregender Weise zu! Die Opfer sind meist alte und sehr junge Menschen, also solche, deren Immunsystem geschwächt ist.

Besonders gefährdet durch Salmonelleninfektionen sind Patienten, die vor kurzem Antibiotika wegen einer anderen Krankheit eingenommen haben. Weil die normalen Darmbakterien tot sind und der Verdauungstrakt kaum noch über natürliche Abwehrmittel verfügt, erhalten die Salmonellen eine einmalige Chance, sich explosionsartig auszubreiten.

Salmonellen – im Sommer überall zu finden!

Meistens sind die Auslöser verdorbene Hühnereier, die roh verarbeitet wurden, aber auch salmonellenhaltiges Hühner- oder Schweinefleisch. Normalerweise wird das Lebensmittel bereits beim Erzeuger mit den Salmonellen infiziert. Bis zum Verzehr vermehren sich die Bakterien kräftig, wobei die Kühlschranktemperatur sie kaum aufhalten kann.

- Verwenden Sie möglichst frische Eier! Verzichten Sie auf weichgekochte Eier, kochen Sie sie lieber hart, und schrecken Sie sie nicht ab. Kaufen Sie keinesfalls Eier aus der Massenproduktion.
- Hackfleisch sollten Sie am Tage des Kaufs verzehren oder durchbraten. Erst Temperaturen von 55° Celsius über eine Stunde bzw. 60° Celsius über eine halbe Stunde im Inneren des Gerichts töten vorhandene Salmonellen vollständig ab.
- Bei Fertiggerichten, die in der Mikrowelle aufgetaut werden, kann man nicht sicher sein, daß Salmonellen inaktiviert werden!
- Entsorgen Sie in jedem Fall das Auftauwasser von gefrorenen Hühnern vorsichtig, und legen Sie die beim Zubereiten verwendeten Bestecke sofort in den Geschirrspüler.

Zeitbombe Billigfleisch

Immer wieder wird in den Presseorganen über umdeklariertes, überaltertes Fleisch in den Fleischtheken der Supermärkte berichtet.

Verunreinigungen kann man dem Billigfleisch nicht immer ansehen. Sie sollten sich allerdings darüber im klaren sein, daß solches Fleisch von einem Tier stammt, das in seinem

Salmonellenvergiftungen treten häufiger auf als man denkt und verlaufen meist sehr schmerzhaft.

TIP:
Seien Sie – besonders zur warmen Jahreszeit – vor Salmonellen auf der Hut. Gefährlich können vor allem Eier, Geflügel und Hackfleisch sein!

kurzen Leben mit Hormonen, Antibiotika, Vitaminen und Psychopharmaka vollgestopft wurde, um in rasantem Tempo sein Schlachtgewicht zu erreichen. Wenn Sie das PSE-Fleisch (pale, soft, exsudative) dann blaß, weich und wäßrig auf Ihrem Teller dekoriert haben, sind noch längst nicht alle Arzneimittel darin unwirksam geworden.

Immunstimulantien und Immunmodulatoren

Nebel, Nieselregen und kalte Luft – es gibt Zeiten, in denen wünscht man sich ein stählernes Immunsystem, das sich weder durch schniefende Mitmenschen in der Straßenbahn noch durch eine Grippewelle beirren läßt.

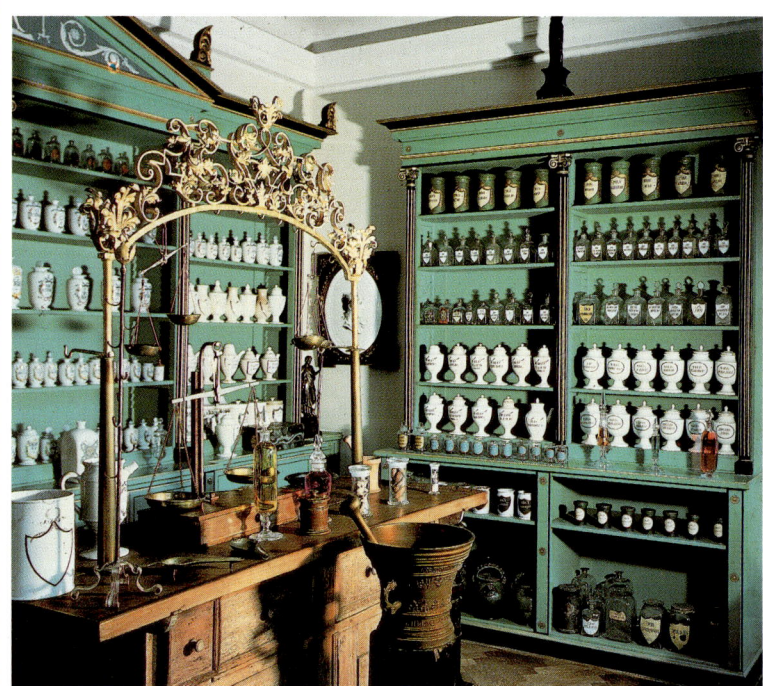

Manche pflanzlichen Präparate und ihre Wirkung auf das Immunsystem sind schon seit Jahrhunderten bekannt.

Das gibt es nicht, leider. Jedes Immunsystem kann überfordert werden, wenn es genügend Belastungen ausgesetzt ist. Andererseits haben die Wissenschaftler Mittel und Wege gefunden, mit denen die Leistung des Immunsystems meßbar verbessert werden kann.

Solche Substanzen bezeichnet man als Immunstimulantien oder Immunmodulatoren. Viele von ihnen kommen aus der Pflanzenwelt.

Pflanzliche Immunstimulantien

Die Suche nach Immunmodulatoren führte zu verschiedenen Pflanzen, die teilweise schon lange in der Volksmedizin Anwendung fanden, und brachte gleichzeitig die Erkenntnis, welchen Teil des Immunsystems sie zur Arbeit anregen.

Pflanzliche Immunstimulantien stärken unser Immunsystem und helfen so, Krankheiten vorzubeugen.

So wirken pflanzliche Immunstimulantien	
Sonnenhut, Echinacea	Vermehrung der Freßzellen
Arnika, Bergwohlverleih	Vermehrung der Freßzellen
Baptisia, Wilder Indigo	Vermehrung der Freßzellen, besseres Zusammenspiel der Zellen
Aloe	Vermehrung der Freßzellen, besseres Zusammenspiel der Zellen
Thuja, Lebensbaum	Besseres Zusammenspiel der Zellen
Knoblauch	Vermehrte Bildung von Enzymen, die das Immunsystem braucht
Minzöl	Vermehrte Antikörperbildung auf Schleimhäuten nach Inhalation

Anwendung

Es hat sich erwiesen, daß Immunmodulatoren ihre Wirkung vor allem dann entfalten, wenn das Immunsystem altersbedingt geschwächt oder wo es durch hohe Beanspruchung am Ende seiner Leistungskraft angelangt ist.

Durch pflanzliche Immunstimulantien können vor allem Kinder, ältere Menschen und Leistungssportler Infektionen vorbeugen.

- Ältere Menschen und Kinder haben deutlich weniger unter Erkältungskrankheiten und Durchfällen zu leiden, wenn sie mit der Einnahme der Immunstimulantien bereits rechtzeitig vor der infektbeladenen Jahreszeit beginnen.
- Hochleistungssportler können sich – bei vorbeugender Einnahme – die drohenden Infekte vor oder während der Wettkampftage, wenn das Immunsystem extrem belastet wird, vom Halse halten.
- Immunmodulatoren, die zu Beginn einer Erkältungskrankheit eingenommen werden, verkürzen die Krankheit und mildern die Symptome ab.
- Immunmodulatoren verkürzen die Krankheitsdauer bei Herpesbläschen, mildern den Juckreiz und lassen die Bläschen schneller eintrocknen.

Die Immunmodulatoren werden von vielen Ärzten als sinnvolle vorbeugende Maßnahme befürwortet, andere allerdings sprechen ihnen jede Wirkung ab. Nebenwirkungen sind keine zu befürchten.

Organpräparate

Es gibt eine ganze Reihe von Arzneimitteln zur Stimulierung des Immunsystems auf der Basis von Rinderorganen wie Thymusdrüse, Plazenta u.ä.
Eingesetzt werden sie zur Unterstützung der Therapie bei chronischen Infektionen, zur Verbesserung des Allgemeinbe-

findens von Senioren, als Zusatztherapie bei Krebserkrankungen sowie bei rheumatischen Prozessen.

Gefahr durch BSE!

Die Spendertiere der Organpräparate könnten allerdings mit der Bovinen Spongiösen Enzephalopathie (BSE = Rinderwahnsinn) infiziert gewesen sein; noch hat die Wissenschaft nicht geklärt, ob der Erreger der BSE im Menschen die möglicherweise identische Creutzfeldt-Jakob-Krankheit hervorruft.

Es läßt sich zwar nicht sagen, wie hoch das Risiko durch BSE für den Menschen ist, da noch nicht nachgewiesen ist, daß die Krankheit, wenn sie beim Tier auftritt, für den Menschen am Ende der Nahrungskette überhaupt Folgen hat. Da aber die Krankheit ein derart dramatisches Erscheinungsbild hat, sollte man lieber etwas zu vorsichtig sein – zumal die Wege, auf denen im Europa ohne Grenzen lebendes Vieh, Schlachtfleisch und Viehfutter verschoben wird, so undurchschaubar sind, daß Ihnen kaum jemand vollkommen unbelastete Ware garantieren kann.

- Verzichten Sie auf Organpräparate des Rindes, bis nachgewiesen wurde, daß der »Rinderwahnsinn« für Menschen ungefährlich ist.

- Verzichten Sie auch, wenn Ihnen gesagt wird, daß die Medikamente von deutschen Rindern stammen, die niemals englisches, mit BSE verunreinigtes Billigfutter erhielten! Die Wege europäischer Rinder sind zu verschlungen und die Kenntnisse über BSE und Creutzfeldt-Jakob noch gering.

- Weichen Sie auf pflanzliche Präparate aus. In der Regel erzielen Sie damit die gleichen Erfolge.

Solange nicht geklärt ist, ob sich der Mensch durch den Verzehr von BSE-verseuchtem Rindfleisch infizieren kann, sollten Sie auf Rindfleisch aus dem Supermarkt verzichten.

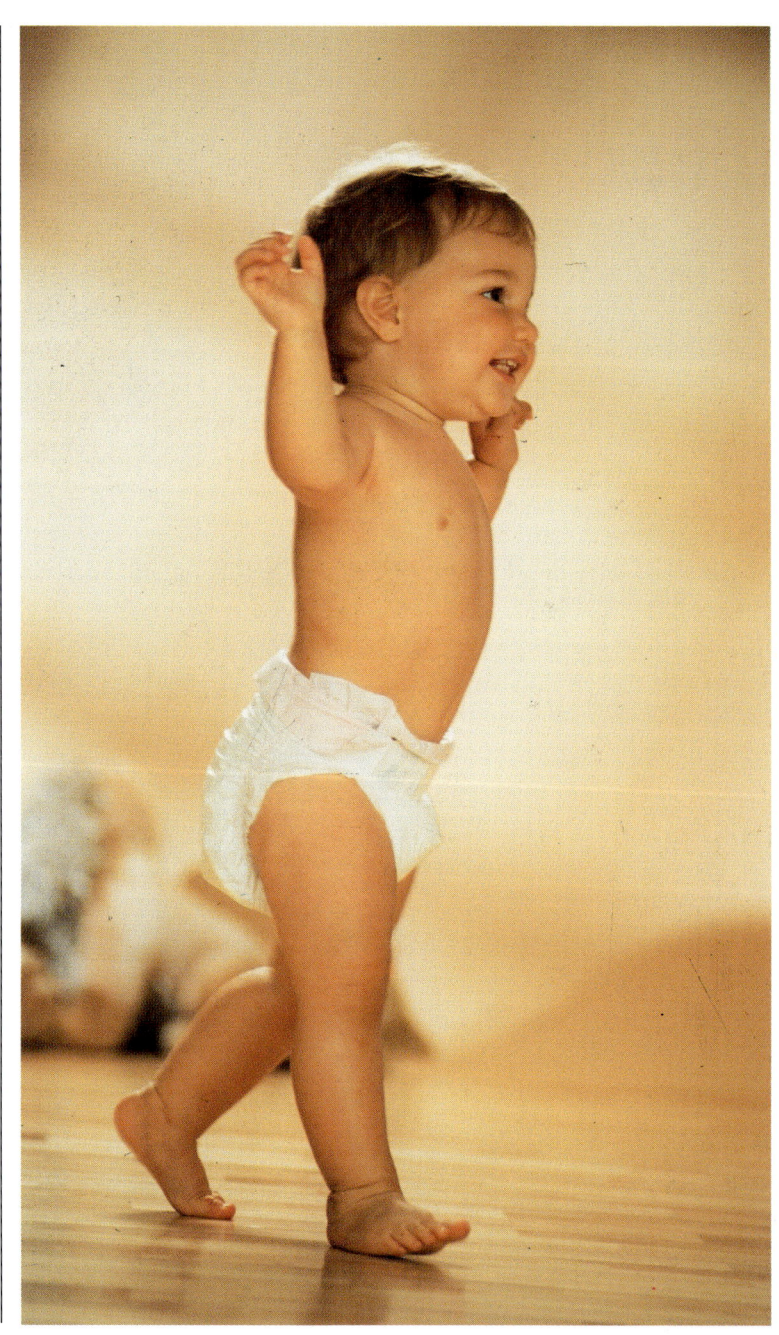

Kinder sind besonders anfällig für Infektionen. Ihr Immunsystem muß sich erst stabilisieren.

Das weniger starke Immunsystem

Natürliche Unterschiede der Immunantwort

Die Immunsysteme der Menschen unterscheiden sich voneinander, wie alle ihre anderen Eigenschaften auch. So wie der eine dunkelhaarig, der andere blond ist, ist jedes Individuum unterschiedlich empfindlich gegen Infektionen oder Krebszellen. Aber es gibt auch Unterschiede, die vom Geschlecht und Alter abhängen.

Natürlich kann die Fähigkeit, auf Infektionserreger angemessen zu antworten, auch von Geburt an oder infolge von Krankheiten geschädigt sein. Manchmal sind solche Immundefekte sehr kompliziert zu diagnostizieren und noch viel schwieriger zu behandeln.

Immunsystem ist nicht gleich Immunsystem. Jeder Mensch hat hier seine ganz spezifischen Stärken und Schwächen.

Immunantwort bei Kindern

Die Schwäche des Immunsystems beim Kleinkind ist ganz normal und als Teil der Reifung des Menschen zu verstehen. Die Ausbildung der Immunabwehr beginnt in der Regel im Moment der Geburt, wo das Kind anfangen muß, ganz allein mit einwandernden Keimen fertig zu werden, während es sich vorher auf den Schutz durch das Immunsystem der Mutter verlassen konnte.

Bei Kindern finden die häufigsten Infektionen in den Atmungsorganen bzw. im Magen-Darm statt: In den oberen Luftwegen als Schnupfen, Angina (Nasen-Rachen-Katarrh), Bronchitis und Lungenentzündung, im Darm als Durchfallerkrankungen mit oder ohne Erbrechen.

Kinder haben noch keinen voll ausgeprägten Immunschutz. Deshalb infizieren sie sich häufig.

- Beunruhigen Sie sich nicht, wenn Ihr Kleinkind oft Schnupfen hat. Sie können dann im Gegenteil sicher sein, daß sich sein Immunsystem mit den Krankheitserregern auseinandersetzt und daß es mit jeder Stunde dazulernt.

Wenn Sie es wegen der Infektionsgefahr nicht mit anderen Kindern spielen lassen wollen, verschiebt sich die Phase des Immuntrainings in die Schulzeit. Dies ist wegen der Fehlzeiten ungünstig, aber auch, weil Krankheiten beim älteren Kind schwerer verlaufen können. Die Auseinandersetzung mit den vielen verschiedenen Keimen wird auf jeden Fall stattfinden.

Infektionen sind ein wichtiger Lernprozeß

TIP:
Verwenden Sie im Haushalt keine Desinfektionsmittel: Sie sind unnötig oder schädlich, weil sie die harmlosen Keime verdrängen und dadurch den gefährlichen Platz machen.

Das Immunsystem Ihres Kindes braucht zu seinem Training den Kontakt mit allen Bakterien und Viren unserer Umwelt, die ja auch längst nicht alle krankmachend sind. Versuchen Sie also nicht, das Kleinkind durch Isolierung vor banalen Infektionen zu schützen. Auch Desinfektionsmittel schaden meist mehr als sie nutzen.

- Natürlich sind die Erkrankungen, gegen die das Kind geimpft werden muß, keine banalen Infektionen. Beachten Sie deshalb unbedingt die Impftermine Ihres Kindes!

Immunantwort bei Senioren

Grippaler Infekt und Grippe

Senioren müssen sich mit sinkender Widerstandskraft gegen Infektionen vertraut machen, selbst wenn sie sich viele Jahre immun auch gegen banalen Schnupfen oder grippale Infekte fühlten.

- Erklären Sie sich deshalb nicht ohne genaue Überlegung bereit, erkältungskranke Enkel während der Abwesenheit der Eltern zu betreuen. Die Eltern sollten dies auch nicht erwarten.

- Die Senioren könnten sich wesentlich leichter als noch einige Jahre zuvor anstecken; außerdem erholen sie sich längst nicht so schnell wieder von einer Erkrankung wie die Kinder.

Gegen die echte Virusgrippe, die mit schwerwiegenden Symptomen einhergeht und sogar den Tod nach sich ziehen kann, schützt die Impfung. Da das Virus seine Gestalt ständig ändert, muß man sich jedes Jahr von neuem impfen lassen. Die Grippeimpfung wird gerade für ältere Menschen, die ja besonders gefährdet sind, empfohlen.

Lebensmittelvergiftungen

Verunreinigte Lebensmittel stellen für ältere Menschen eine große Gefahr dar. Gerade die zunehmende Verschmutzung mit Salmonellen bei Eiern und Fleisch (vor allem Geflügel- und Hackfleisch) trifft besonders ältere Menschen, weil ihr Immunsystem mit der plötzlichen und bedrohlichen Infektion nicht mehr fertig wird.

Darminfektionen ernst nehmen!

Eine Salmonellose dauert zwar nur ein bis zwei Tage, ist jedoch keinesfalls ungefährlich. Vor allem in den letzten Jahren haben sich Erregerstämme entwickelt, die einen schweren Krankheitsverlauf auslösen können. Entsprechend stieg die Todesrate bei solchen Infektionen deutlich an. Die Krankheit ist deswegen schon bei Verdacht meldepflichtig. 20 bis 24 Stunden nach dem Genuß salmonellosehaltiger

TIP:
Wenn Sie im Seniorenheim oder im Ballungsgebiet wohnen und öfter öffentliche Verkehrsmittel benutzen, lassen Sie sich rechtzeitig in jedem Herbst gegen Grippe impfen!

Eine Salmonellen-vergiftung ist keine leichte Erkrankung. Dies gilt vor allem, wenn sie sich ältere Menschen zuziehen.

Lebensmittel kommt es zu wäßrigem Durchfall und Erbrechen. Eine überstandene Krankheit schützt kaum vor einer Neuinfektion.

● Solange Sie mit Antibiotika behandelt werden, sollten Sie auf alle Speisen verzichten, die Salmonellen enthalten könnten. Nehmen Sie eine Darminfektion mit Durchfall und Erbrechen nicht leicht! Gehen Sie sofort zum Arzt, oder rufen Sie ihn. Vermutlich wird er Ihnen Antibiotika verordnen, was unbedingt anzuraten ist.

Hepatitis

Die Gefahr, an Hepatitis (Leberentzündung) zu erkranken, nimmt in höherem Alter ebenfalls zu, sie ist jedoch nicht Folge einer größeren Empfänglichkeit, sondern häufiger Operationen. Wenn das der Fall ist, sollten Sie mit Ihrem Hausarzt darüber sprechen, ob eine vorsorgliche Impfung gegen Hepatitis A und B günstig wäre.

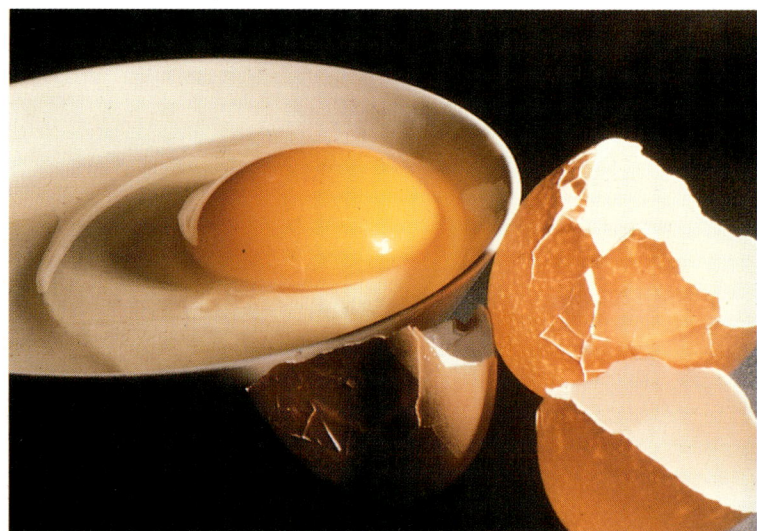

Eier, vor allem solche aus der Massentierhaltung, können oft mit Salmonellen verunreinigt sein.

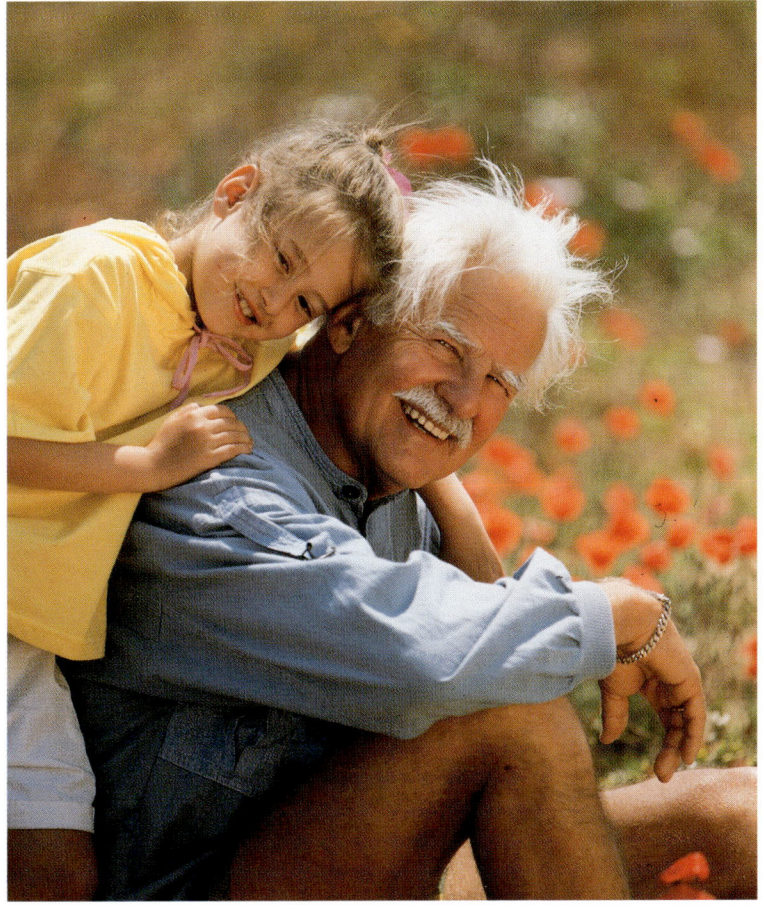

Die Schlagkraft des Immunsystems läßt in höherem Lebensalter nach. Daher können sich ältere Menschen leicht bei Kindern anstecken.

Tuberkulose

Eine echte Alterserkrankung ist die Tuberkulose, meistens als Wiederausbruch einer Infektion, die in der Jugend statt-fand und seitdem ruhte. Da Antikörper gegen die Bakterien vorhanden sind, sind die Symptome längst nicht so stürmisch wie bei einer Neuinfektion. Häufig sind sie sogar hinter Symptomen verborgen, die ein älterer Mensch auch aus an-deren Gründen haben kann: Husten, erschwerte Atmung, Appetitmangel.

Unterschiede zwischen Frauen und Männern

Selbst bei der Abwehr von Infektionserregern gibt es Unterschiede zwischen Männern und Frauen. Frauen haben möglicherweise ein wirksameres Immunsystem als Männer, und diese Tatsache könnte für ihre höhere Lebenserwartung verantwortlich sein.

Männer erkranken häufiger an Infektionen als Frauen. Ihre Anfälligkeit kann am plausibelsten durch die Hormonproduktion erklärt werden: Testosterone, die bei Männern die Ausbildung der äußeren Geschlechtsmerkmale veranlassen, können an den Lymphozyten andocken. Dadurch hemmen sie deren Funktion.

Reinigende Menstruation

Die Östrogene der Frauen fördern dagegen die Produktion von Antikörpern, was sich auch im höheren Immunglobulinspiegel der Frauen ausdrückt. Eine moderne Theorie zum immunologischen Unterschied von Männern und Frauen greift auch die uralte Vorstellung der Reinigung durch die Monatsblutung wieder auf. Nach dieser Theorie ist die Menstruation notwendig und sinnvoll, um eventuell durch Spermien mitgeschleppte Krankheitserreger wieder auszuschleusen.

- Daher kann es nicht Ziel der Medizin sein, unregelmäßige Monatsblutungen mit aller Gewalt zu disziplinieren – sie sind zuweilen eher ein Indiz für einen stattfindenden Abwehrkampf gegen Infektionen. Auch hier gilt – wie beim Fieber –, daß die Unregelmäßigkeit nicht die Krankheit ist, sondern die Folge. Man muß also nach der Ursache suchen, nicht das Symptom beseitigen.

Immunschwächen

Angeborene und erworbene Immunschwächen

Die angeborenen Immunschwächen sind oft schwere Erkrankungen, die kaum durch die Ratschläge in diesem Ratgeber beeinflußt werden können.

Aber auch bei erworbenen Immunschwächen können Maßnahmen, die das Immunsystem unterstützen, nur therapiebegleitend hilfreich sein. Das gilt für Schädigungen des Immunsystems durch Röntgenstrahlen und Behandlung mit Immunsuppressiva (Medikamente, die Immunzellen schädigen) sowie bei Virus- (z. B. Aids) und Parasiteninfektionen (z. B. Malaria).

Dauernde Belastung durch Medikamente oder Röntgenstrahlen können das Immunsystem zusammenbrechen lassen.

- Bei Immunschwächen, die auf Medikamente oder Röntgenbestrahlung zurückzuführen sind, kann die Zahl der zerstörten oder geschwächten Immunzellen nach dem Absetzen der betreffenden Ursache wieder zunehmen. Da beschleunigen alle immunstarken Maßnahmen die Gesundung.

- Bei Erkrankungen wie Aids wissen wir immer noch nicht, was genau den Ausbruch der Symptome verhindert bzw. hinausschiebt. Jedoch dürfte die Pflege des Immunsystems das wichtigste sein, was der Betroffene tun kann, um den Zeitraum zwischen Infektion und Krankheitsausbruch zu vergrößern.

Tumorentwicklung

Der Zusammenhang zwischen der Bildung von Tumoren und dem Immunsystem ist noch nicht geklärt. Wir wissen, daß beide voneinander abhängig sind, aber nicht, in welchem

Inwieweit ein starkes Immunsystem vor Krebs schützen kann, ist noch nicht genau bekannt. Gegen Krebserkrankungen macht die moderne Medizin mit allen Mitteln mobil.

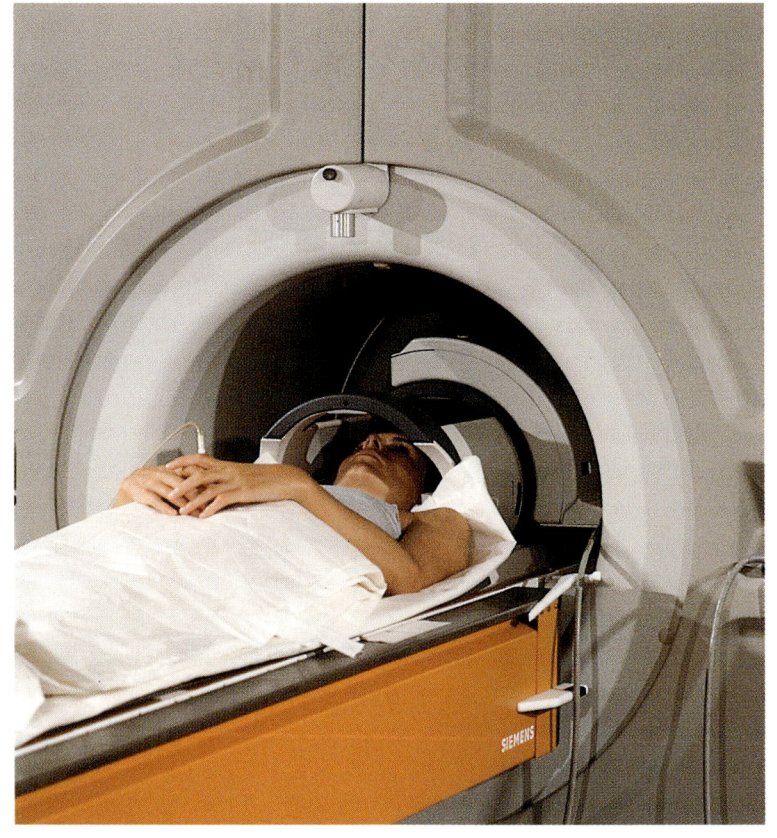

Umfang. Sicher bekommen Tumoren eine Chance, sich zu entwickeln, wenn das Immunsystem zu schwach ist, die allerersten Anfänge der entarteten Zellen zu zerstören. Inzwischen wissen wir aber auch, daß manche Tumoren von den Immunzellen nicht aufgespürt werden können, weil sie nicht als fremd erkannt werden.

Auf der anderen Seite gibt es aber auch Tumoren, die durch Viren ausgelöst werden, und die geben durchaus das Signal »fremd« von sich, d. h., die Immunzellen versuchen sie zu zerstören. Insgesamt allerdings ist unser Wissen um diese Dinge noch sehr gering. Vorsorge gegen Krebs kann man deshalb nicht gezielt treffen, wie etwa gegen Grippe.

Wenn das Immunsystem durchdreht – Allergien und Autoimmunkrankheiten

Die eigentliche Aufgabe unseres Immunsystems besteht darin, uns gegen fremde Stoffe widerstandsfähiger zu machen. Statt dessen kann es aber auch geschehen, daß wir empfindlicher werden: Eine solche unliebsame Reaktion ist die Allergie.

Allergien ...

Bei einer Allergie werden gegen den auslösenden Stoff – wie gegen ein Virus – Antikörper gebildet. Sobald dieser Auslöser ein weiteres Mal mit dem Körper Kontakt bekommt, reagiert das Immunsystem auf eine bestimmte Weise, je nachdem, welcher Art der Auslöser ist und auf welchem Weg er in den Körper gelangt ist.

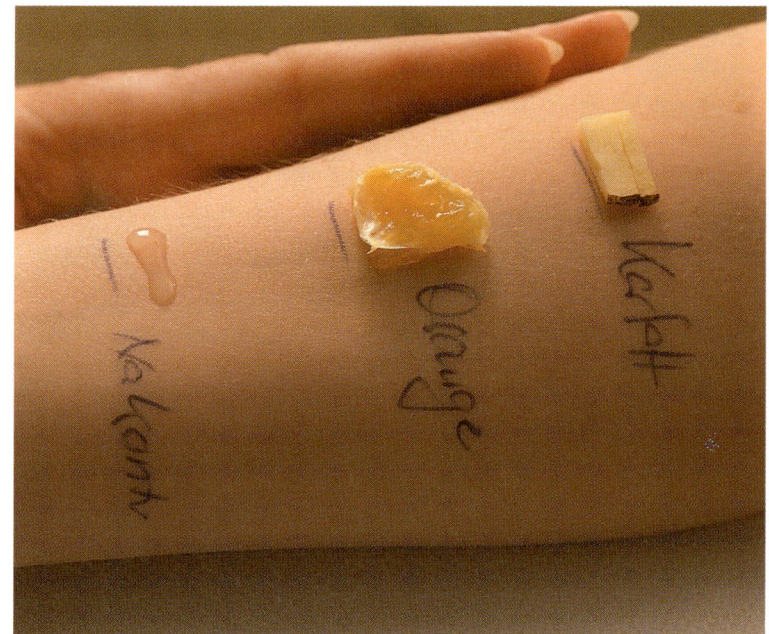

Allergien nehmen in unserer Zeit bedrohlich zu. Grund sind immer neue Belastungen, denen der Körper durch immer neue chemische Verbindungen ausgesetzt ist. Durch Tests wie diesem sucht der Hautarzt nach dem Auslöser.

... können dramatische Folgen haben ...

Der dramatische Verlauf, der u. a. nach einem Wespenstich, einer Injektion von Penizillin, nach dem Verzehr von Eiweiß oder einer Behandlung mit Immunglobulinen (z. B. nach Schlangenbiß) auftreten kann, heißt anaphylaktischer Schock. Durch die heftige Reaktion des Immunsystems werden plötzlich pharmakologisch wirkende Substanzen freigesetzt. Sie lassen den Blutdruck abfallen, wodurch der Kreislauf zusammenbrechen kann.

TIP:

Wenn Sie unter Allergien leiden, suchen Sie den Allergologen oder einen Hautarzt auf. In vielen Fällen kann er Sie durch Desensibilisierung von den lästigen Symptomen befreien.

- Führen Sie deshalb den Impfpaß bzw. einen Allergiepaß stets mit sich, vor allem auch im Urlaub: Bei einem Unfall, Stich oder Biß kann der Arzt dem Ausweis entnehmen, welche Medikamentengruppe er eventuell vermeiden muß.

- Wenn Sie gegen Eiweiß allergisch sind, sollten Sie für den Notfall Tabletten mit sich führen. Vor einem Essen im Restaurant oder bei Freunden sollten Sie jemanden in der Tischrunde informieren und ihn bitten, Ihnen im Bedarfsfall zu helfen bzw. den Arzt zu rufen.

... oder langwierige

Weniger dramatisch, aber immer noch unangenehm – oder in Einzelfällen sogar gefährlich – ist die langsame Freigabe der gleichen Substanzen, die sich in Asthma, Nesselsucht, Heuschnupfen u. a. äußern kann.
Stoffe, die diese Reaktionen auslösen können, sind Blütenpollen, Pilzsporen, Stäube, Tierhaare, bestimmte Nahrungsmittel u. a. Die Empfindlichkeit ihnen gegenüber wird deutlich erhöht, wenn die Schleimhäute vorgeschädigt sind, z. B. bei hoher Luftverschmutzung oder Smog, aber auch bei starken Rauchern.

Autoimmunkrankheiten

Es kann auch vorkommen, daß den Immunzellen ein folgenschwerer Irrtum unterläuft. Sie glauben, einen Gegner ausfindig gemacht zu haben und werfen sich auf ihn, bis er vernichtet ist. Dann aber stellt sich heraus, daß die Angegriffenen körpereigene Zellen waren. Der Arzt nennt diese Art von Schlacht eine Autoimmunkrankheit. Diabetes, Rheuma und bestimmte Formen von Schilddrüsenerkrankungen gehören hierzu.

Die wohl bekannteste und häufigste dieser Autoimmunkrankheiten ist die chronische Polyarthritis. Wenn das eigene Abwehrsystem über die Gelenke herfällt, hilft in vielen Fällen nur noch eine Prothese. Aber auch die Schilddrüse (Hashimoto-Entzündung), die Nieren (Goodpasture-Syndrome) oder der Darm (Colitis ulcerosa und Morbus Crohn) können der Körperabwehr in die Schußlinie geraten.

Ratlose Wissenschaft

Es gibt verschiedene Mechanismen, die zu solchen Reaktionen führen können: genetische Ursachen oder Defekte im Immunsystem oder Ähnlichkeiten zwischen bakteriellen Andockstellen und körpereigenen Zellstrukturen. Die Diagnose bleibt hier dem Fachmann vorbehalten; eine Vorsorge ist nicht möglich.

Eine zuverlässige Methode, das wildgewordene Abwehrsystem wieder zur Vernunft zu bringen, hat die Wissenschaft bisher noch nicht gefunden.

Zwar kennt man Medikamente, die das Immunsystem am Arbeiten hindern – die sogenannten Immunsuppressiva –, aber noch keine Möglichkeit, sie gezielt dort einzusetzen, wo sie gebraucht werden. Das hat zur Folge, daß man mit ihnen nur das gesamte Immunsystem beruhigen kann und damit Krankheitserregern Tür und Tor öffnet. Schon eine leichte

Autoimmunkrankheiten stellen ein großes medizinisches Problem dar. Man weiß noch kaum etwas über Ursachen und Behandlungsmethoden.

Die klassische Apparate- und Chemiemedizin kennt noch kein Mittel gegen Autoimmunkrankheiten. Neuerdings forscht man allerdings auch auf Feldern der Naturheilkunde.

Erkältung kann dann für Patienten, die mit solchen Medikamenten behandelt werden, lebensgefährlich werden, da sich ihr Körper auch gegen harmloseste Infektionen nicht mehr wehren kann.

Aids und multiple Sklerose

Aids und die multiple Sklerose sind die derzeit wohl bekanntesten Immunkrankheiten. Wie für ihre Verwandten mit weniger Schlagzeilen gilt, daß sie mit Strategien wie den hier beschriebenen nicht in den Griff zu bekommen sind. Seit man aber festgestellt hat, daß ein starkes Immunsystem den Ausbruch der Krankheit bei HIV-Infizierten zu verzögern scheint, hofft man auch auf Gebieten abseits der klassischen Apparate- und Chemie-Medizin im Kampf gegen diese lebensbedrohenden Krankheiten fündig zu werden.

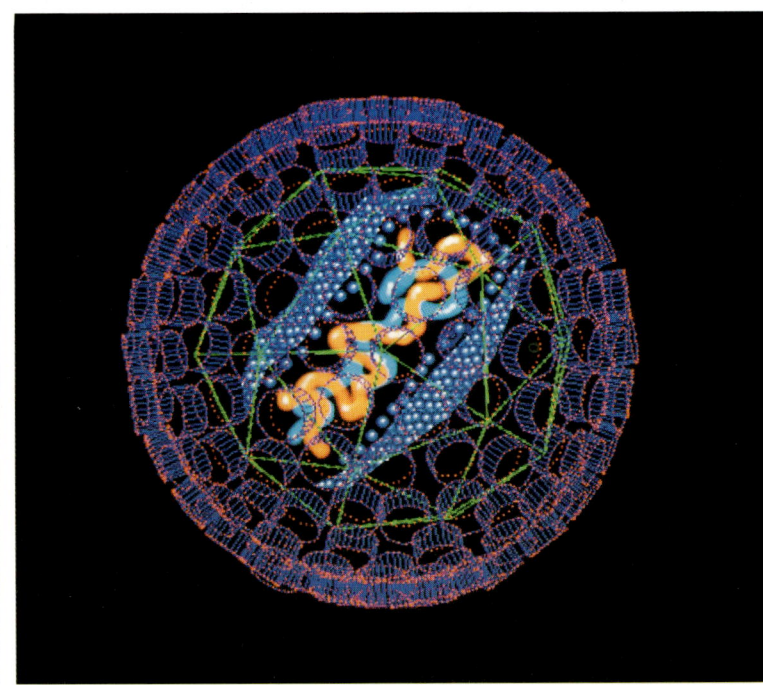

Ist das Immunsystem stark, kann sich bei einem Patienten, der mit dem HI-Virus infiziert ist, der Ausbruch der eigentlichen Aidserkrankung verzögern.

Über die Autoren

Dr. Kari Köster-Lösche ist promovierte Bakteriologin und seit Jahren in der Forschung tätig. Sie lebt in Süderlügum. Seit 1985 publiziert sie zahlreiche Bücher und Ratgeber, die sich vorwiegend mit Themen aus dem Gesundheitsbereich beschäftigen, so z. B. im *Südwest Verlag* das Buch *Fit gegen Viren und Bakterien. Wie Sie Ihr Immunsystem wirksam schützen und dauerhaft stärken können.*

Literatur

Cernaj, Josef/Cernaj, Ingeborg: Gesund und schön durch Enzyme. Südwest Verlag. München 1995

Dywer, John: Krieg im Körper. Wie sich unser Immunsystem gegen Angreifer wehrt. Trias Thieme Verlag. Stuttgart 1994

Köster-Lösche, Kari: Fit gegen Viren und Bakterien. Südwest Verlag. München 1995

Kropiunigg, Ulrich: Psyche und Immunsystem. Springer Verlag. Wien 1990

Kushi, Michio/Kushi, Aveline: Allergien und Immunsystem. Ost-West-Bund. Völklingen 1991

Löning, Thomas: Immunpathologie der Mundschleimhaut. Gustav Fischer Verlag. Stuttgart 1984

Hinweis

Das vorliegende Buch ist sorgfältig erarbeitet worden. Dennoch erfolgen alle Angaben ohne Gewähr. Weder Autoren noch Verlag können für eventuelle Nachteile oder Schäden, die aus den im Buch gemachten praktischen Hinweisen resultieren, eine Haftung übernehmen.

Bildnachweis

Archiv für Kunst und Geschichte: 78; Beiersdorf AG: 38; Oswald Baumeister: 51; Das Fotoarchiv: Titelbild (U1) (Bernhard Nimtsch), 4, 90 (Thomas Mayer), 43 (NASA/DB), 66 (Henning Christoph), 70 (Eva Brandecker), 91 (Thomas Stephan); IFA - Bilderteam: 1 (TPL), 24 (Fritz Schmidt), 59 (P.A.N.), 67 (Fischer), 87 (Heinz Koch), U4 (Weststock); Ulrich Kerth: 28, 74, 75; Mauritius: 34 (Rosenfeld); Alfred Pasieka: 9, 13, 32, 50, 62, 63, 94; Tony Stone: 12, 71 (Chris Harvey), 17 (Jon Bradley), 21 (Chris Noble), 39 (Paul Harrison), 47 (Ed Pritchard), 54 (Bob Thomas), 55 (Ralf Gerard), 82 (Laurence Monneret), 86 (GPS/Missinato)

Impressum

© 1995 by Südwest Verlag GmbH & Co. KG, München
4. Auflage 1996

Lektorat:
Dr. Alex Klubertanz
Medizinische Fachberatung:
Dr. med. Christiane Lentz
Redaktionsleitung:
Josef K. Pöllath
Produktion:
Manfred Metzger
Umschlag und Layout:
Christine Paxmann, München
DTP/Satz:
ConceptSatz, München
Druck:
Color-Offset, München
Bindung:
R. Oldenbourg, München
Printed in Germany

Gedruckt auf chlor- und säurearmem Papier
ISBN 3-517-01649-7

Register